DIÈTE CÉTOGÈNE CANTIN

Pour le cancer, le diabète de Type I & II, l'épilepsie & autres maladies

Élaine Cantin

Traduction de l'anglais *The Cantin Ketogenic Diet*

Copyright © 2015 par Elaine Cantin

Publié aux États Unis par Elaine Cantin,

Ft. Lauderdale, FL.

Tous droits réservés

LCCN: 2015904768

ISBN-13: 978-1481058049

ISBN-10: 1481058045

AVERTISSEMENT/ MENTIONS LÉGALES

Toutes les idées, concepts et les opinions exprimés dans ce livre ont pour but d'être utilisés à des fins éducatives seulement. Ce livre est partagé avec la compréhension que l'auteur raconte son expérience personnelle, et donne un résumé de la recherche scientifique et médicale publiée, et ne rend aucun type de conseils médicaux.

Ce livre n'est pas destiné à remplacer les conseils médicaux, ni à diagnostiquer ou traiter une maladie, la maladie, l'état, ou des blessures. Il est extrêmement important avant de commencer tout programme d'alimentation, y compris le programme de ce livre, de consulter un médecin et de suivre ce programme d'alimentation sous supervision médicale.

Il est recommandé que ce programme soit utilisé en combinaison avec le traitement médical prescrit par votre médecin, non à la place de celui-ci.

L'auteur et l'éditeur n'assument aucune responsabilité pour toute personne ou entité, dommages et pertes causés ou supposés avoir été causés directement ou indirectement à la suite de l'usage personnel, l'interprétation personnelle, et l'application personnelle de la matière ou contenu de ce livre. En continuant de lire ce livre, le lecteur s'engage à se conformer aux présentes conditions.

DÉDICATION

Pour les Drs. John M. Freeman et Jeanne Go pour leur gentillesse et leur travail acharné avec les enfants malades.

Dr Freeman, vous avez fait une différence dans ma vie quand tout le monde me traitait comme si j'étais folle quand ils ne comprenaient pas de quoi je parlais. Vous, d'autre part, vous avez pris le temps de m'écrire et me dire que vous pensiez que j'étais "perceptive". Vous m'avez donné la motivation de poursuivre ma recherche et d'ignorer tout le négatif. Vous m'avez appris des choses importantes qui m'ont aidées à me sauver la vie et à écrire ce livre. Vous êtes une personne très spéciale pour moi.

Dr. Go, d'abord vous a sauvé la vie de mon fils et il n'y a pas de mots assez bons pour vous décrire. Ensuite, vous nous avez supportés avec la nourriture et les allergies. Vous étiez aussi ouverte à la diète cétogène et au jeûne. Quand je pense à vous, je ressens seulement que de l'amour et de la gratitude.

TABLE DES MATIERES

Préface

Il y a tant de choses qui se sont additionnées et ont conduits à la création de ma diète cétogène. Le diagnostic de mon fils avec le diabète de type I en 1999 était la première étape d'un long voyage qui s'est échelonné sur plusieurs années.

Comment pouvais-je savoir que mon dévouement pour essayer de comprendre la maladie de mon fils, conduirait, après tant d'années plus tard, à me sauver la vie à la suite de mon second diagnostic très agressif de cancer du sein. Le tout pour ensuite m'aider à comprendre comment créer une diète cétogène pour réussir avec mon fils pour qu'il puisse manger sans avoir besoin d'insuline.

Comment pouvais-je savoir que tout cela aiderait aussi ma sœur après une chirurgie du cerveau d'urgence? De plus, comment pouvais-je savoir que cela m'aiderait aussi à comprendre comment arrêter et prévenir des crises d'épilepsie pour mon ami qui souffre d'épilepsie ? Coïncidence? Je ne le pense pas.

Les pièces du casse-tête se sont toutes mises ensemble pour créer une nouvelle image que je crois, peut aider beaucoup de gens. Ce livre est la somme de la recherche qui est venu directement de mon coeur et qui a abouti à la création de ma propre variation de la diète traditionnelle cétogène. Je tiens à partager cette information avec vous tous.

Remerciements

Il ya beaucoup de gens qui pour moi ont été très importants dans mon voyage de découverte. Mes sincères remerciements, dans aucun ordre particulier, à tous ceux qui suivent:

- Le Centre Médical Johns Hopkins à Baltimore, au Maryland, et ses docteurs pour leur travail et recherche avec la diète cétogène.

- Le Dr. John M. Freeman pour son livre, *The Ketogenic Diet*, pour sa gentillesse avec moi. Il était un des seuls qui comprenait de ce quoi je parlais quand j'ai lié l'épilepsie avec le diabète type I. Il fait partie de la raison pour laquelle je suis en vie aujourd'hui et il est le meilleur professeur qu'on peut avoir.

- Le Dr. William B. Coley, dont la recherche avec les injections de toxines pour produire la fièvre afin d'obtenir la rémission du cancer m'a aidée à trouver la solution pour faire disparaitre le cancer.

- Le Dr. Max Gerson qui a aussi utilisé les injections de toxines combinées avec la nourriture.

- Le Dr. Jerry R. Gerson, pour avoir été gentil et un ami quand mon fils a été diagnostiqué avec le diabète type I et pour son aide quand mon fils résistait l'insuline.

- Ma famille et mes chers amis, qui ont été là pour moi et m'ont supportée quand j'ai eu mon diagnostic de cancer du sein très agressif. Plus spécialement le support de ma fille et mon fils.

- Monique Ricard, qui a guéri naturellement son cancer phase terminal et qui m'a inspirée à faire de même.

- Michèle Paré, Josée Samson et Gilli Morehawk, qui m'ont aidée avec ce livre.

- Mes anges gardiens qui m'ont guidée dans ce voyage de découverte.

- Le Producteur Jim Abrahams pour son film qui est source d'inspiration: *First Do No Harm* et qui décrit sa quête pour trouver une cure pour son fils Charlie qui souffre d'épilepsie.

- Suzanne Somers pour son livre *Knockout* pour m'avoir appris l'importance de bien équilibrer les hormones et l'importance des épices, des fines herbes, des suppléments, des vitamines, et des aliments biologiques pour stimuler le système immunitaire. Pour aussi m'avoir fait connaître le travail des médecins comme le Dr. Stanislaw Burzynski, le Dr. Jonathan Wright et le Dr. Russell Blaylock

- Le Dr. Robert Coleman Atkins, pour avoir démontré, qu'on peut également obtenir des cétones avec une combinaison élevée de protéines et matières grasses avec très faible glucides . Son travail m'a aidée à en arriver à une diète qui est cétogène sans utiliser les allergènes majeurs.

- Le Dr. Mary Newport, pour sa recherche sur les cétones, l'huile de coco, et la maladie d'Alzheimer. Son travail m'a aidé avec ma sœur après une chirurgie au cerveau.

- Dominic D'Agostino, PhD et Thomas Seyfried, PhD pour leurs études scientifiques avec les cétones pour le cancer.

- La dernière mais certainement pas la moindre: le Dr. Jeanne Go, qui a sauvé la vie de mon fils quand elle l'a diagnostiqué avec le diabète de type I en 1999. Vous êtes dans mon cœur pour toujours, et je crois vraiment que vous êtes un ange sur terre.

CHAPÎTRE UN

Bref historique de l'épilepsie & du diabète de type 1

Commençons par un peu d'histoire, remontant dans le début des années 1900, et en se concentrant sur la diète alimentaire traditionnelle cétogène pour l'épilepsie et le traitement par le jeûne pour le diabète de type I du Dr. Allen: "the Allen starvation treatment" [1]. Le tout pour observer les similarités et les parallèles entre les deux maladies qui n'ont malheureusement pas été connectées avant.

La diète cétogène traditionnelle, qui imite le jeûne, a été utilisée pour le traitement de l'épilepsie avant que les drogues contre l'épilepsie soient inventées. Le traitement par le jeûne du Dr. Allen était aussi utilisé pour le traitement du diabète de type I, avant la découverte de l'insuline.

Il ressort de l'histoire que le traitement par le jeûne du Dr. Allen pour le diabète de type I a été la cause de la naissance des idées de la diète traditionnelle cétogène pour l'épilepsie.

Le livre *Ketogenic Diet A Treatment For Children And Others With Epilepsy*[2] explique ce qui suit:

───────────────

1

A) Le jeûne a été utilisé depuis les temps bibliques comme un traitement contre les crises d'épilepsie. Le regain d'intérêt pour le jeûne est venu après une convention médicale américaine tenue en 1921. Là, un médecin bien connu a parlé de jeûne et de la réussite du traitement de l'épilepsie sévère par le jeûne pour contrôler les crises d'épilepsie. Ce médecin était un pédiatre de New York appelé Rawle Geyelin. Le cas de l'enfant de son ami a été cité. L'enfant avait dix ans et avait des crises d'épilepsie continues durant quatre ans. Sous les soins du Dr. Hugh Conklin, l'enfant a été mis sur un traitement par le jeûne. Dans un premier temps, le jeûne a duré quinze jours, suivi d'une période de nourriture, puis le jeûne à nouveau. Le Dr. Geyelin a observé que les crises d'épilepsie avaient cessé après la deuxième journée de jeûne et l'enfant n'avait pas eu de crises durant toute l'année suivante. Deux autres patients du Dr. Conklin ont également été observés comme étant sans aucune crise pendant deux et trois ans après avoir été traités par le jeûne. Geyelin a également observé vingt-six de ses propres patients traités par le jeûne avec dix-huit des vingt-six montrant des améliorations significatives. Ce fut la première fois dans l'histoire américaine que les bienfaits du jeûne pour l'épilepsie ont été démontrés. Plus tard, dans l'histoire, le Dr. William Lennox a relié les cas documentés de Conklin par le jeûne à l'origine de la diète cétogène.

B) *Le* lien avec l'Hôpital Johns Hopkins: le père du patient de dix ans du Dr. Conklin était Charles Howland, un riche avocat de New York. L'oncle de l'enfant était le Dr. John Howland, professeur de pédiatrie à l'Hôpital Johns Hopkins et directeur de la maison récemment ouverte Harriet Lane pour les enfants invalides à l'hôpital Johns Hopkins de Baltimore. En 1919, le Dr. John Howland a reçu du financement par son frère pour faire des recherches scientifiques en rapport avec l'épilepsie pour le traitement de son fils. Un laboratoire a été créé à cet effet.

De plus, après les rapports du Dr. Geyelin à la convention scientifique, avisant que le jeûne pourrait guérir ceux souffrant d'épilepsie, diverses recherches à travers les États-Unis ont aussi commencées.

C) Durand cette même période, il y avait des recherches qui étaient en cours pour essayer de comprendre le diabète de type I. Les médecins voulait savoir pourquoi le corps était incapable de brûler le glucose et voulaient comprendre les conséquences de cette incapacité, tels que la déshydratation, le déséquilibre chimique, le coma, et même la mort. Il est très important de noter ici qu'il est également mentionné dans le livre *Ketogenic Diet: A Treatment For Children And Others With Epilepsy* que ces conséquences avec le diabète de type I ne se produisent pas durant le traitement par le jeûne ou la diète cétogène parce que le glucose est limité.

D) *Découverte du régime traditionnel cétogène: Un article de Wilder a été publié en 1921 où il a suggéré une diète riche en lipides et faible en glucides pour produire la cétogenèse. En 1924, Peterman de la Mayo Clinic a donné un rapport de cette "diète cétogène". La diète était composé de 1 gramme de protéines par kilogramme de poids corporel pour les enfants, et c'était moindre pour les adultes: un maximum de 10 à 15 grammes de glucides par jour. Les autres calories quotidiennes provenaient du gras. Les besoins caloriques quotidien d'une personne étaient calculés sur la base du "taux métabolique de base majoré de 50 pour cent de plus." Un calcul qui est similaire à ce qui est encore utilisé aujourd'hui.*

***

Tel que mentionné précédemment, il y avait des études scientifiques en cours pour le diabète de type I, parallèles aux études scientifiques pour l'épilepsie. Tournons-nous maintenant vers quelques informations historiques sur les diètes à faible teneur en glucides utilisées pour le traitement du diabète de type I avant la découverte de l'insuline, comme le traitement de jeûne du Dr. Allen.[3] Il est à noter que, même après la découverte de l'insuline, l'alimentation a été et est encore une partie importante dans le traitement du diabète de type I.

Selon l'association américaine du diabète, et selon l'article publié intitulé "Rethinking the Triad of Diabetes in the New Millennium"[4]...

> Il n'y avait que quelques cas connus de diabète de type II dans le passé, par rapport à maintenant, et le diabète de type I était extrêmement rare. Les options de traitements offerts pour le diabète de type I étaient uniquement par la diète et l'exercice avant la découverte de l'insuline, mais cela ne gardait pas les patients en vie très longtemps. Un exemple de ces diètes est le traitement par le jeûne du Dr. Allen qui a

———————————————

été utilisée de 1910 à 1921. Ces diètes étaient perçues comme similaires au jeûne, car elles utilisaient le jeûne jusqu'à ce que la glycosurie disparaisse, puis ensuite on introduisait des quantités très modérées de protéines et de lipides avec un apport faible en glucides. On devait également garder extrêmement bas le nombre quotidien de calories des patients. En effet, on donnait aux patients seulement environs 400 calories par jour, ce qui était à la limite de crever de faim. C'était afin d'empêcher le glucose sanguin de monter jusqu'à un niveau dangereux. Sur ce type de diète, avec les aliments prescrits (incluant les produits laitiers), on pouvait à peine nourrir les patients que la glycémie montait. Alors c'est pour cela que le taux de calories devait être gardé très bas.

L'insuline est devenu disponible pour le traitement du diabète de type I après 1922, mais seulement en ration et la pureté était un problème.

Les méthodes pour tester la glycémie n'étaient pas se qu'elles sont aujourd'hui et les tests d'urine étaient utilisés pour aider pour la dose d'insuline. Même après la découverte de l'insuline, l'alimentation devait être prise en ligne de compte, comme le démontre un livre du Dr. Joslin appelé *A Diabetic Manual for the Mutual Use of Doctor and Patient*[5] (ce livre a été utilisé avant et pendant un certain temps après la découverte de l'insuline). Encore aujourd'hui, le traitement du diabète de type I, avec un régime alimentaire et l'insuline, est difficile à gérer et entraîne souvent des complications.

***

CHAPÎTRE DEUX

Comment le Jeûne et la Diète Cétogene Fonctionnent

Selon le livre "Ketogenic Diets,"[6] nous apprenons ce qui suit:

A) La diète Américaine standard est composée d'environ 50 à 60% de glucides et le reste est composé de protéines et de lipides. Sur ce type de diète, le corps brûle le glucose (sucre) comme source principale de carburant pour sa source d'énergie.

B) Le corps peut garder des réserves de glucose pour seulement jusqu'à 36 heures. Par conséquent, pendant le jeûne (quand on ne mange rien), après que la réserve de glucose est épuisée, le corps commence à brûler les lipides (gras) du corps pour sa source d'énergie. C'est un mécanisme de survie. Cela peut être pratique si on a du poids à perdre. Toutefois, si vous n'avez pas de poids à perdre et si vous jeûnez pendant une longue période et il n'y a pas assez de gras dans le corps, alors le corps commence à brûler les muscles. Cela peut affecter l'énergie d'une personne, la santé et peut causer la mort.

C) En contraste avec un régime standard américain, la diète traditionnelle cétogène est très faible dans l'apport en glucides. Une fois que les réserves de glucose ont été épuisées, le corps commence à brûler le gras provenant des aliments comme une source de carburant pour l'énergie. Ainsi, cette diète imite le jeûne dans la façon dont vous brûlez le gras pour l'énergie, mais contrairement au jeûne, vous ne compromettrez pas votre santé parce que vous mangez et ne manqué pas de gras car le gras utilisé provient de la nourriture. Alors, contrairement au jeûne, être sur une diète cétogène pour une longue période de temps ne causera pas la mort.

D) Durant une diète cétogène, quand il n'y a pas de glucose, ou lorsque le glucose est assez restreint, le gras n'est pas brûlé entièrement et un résidu appelé corps cétoniques apparait. Les corps cétoniques qui sont laissés sont le bêta-hydroxybutyrique et l'acide acétoacétique.

La diète cétogène traditionnelle est composée de la combinaison suivante: haute teneur en lipide (gras), très faible en glucides et faible en protéines.

Selon le livre du Dr. Atkins, *Dr. Atkins' Diet Revolution*,[7] nous apprenons que nous pouvons aussi produire une diète cétogène avec la combinaison suivante: haute teneur en gras, haute teneur en protéines, et faible en glucides.

L'une des principales sources de lipides (gras) dans ces diètes vient des produits laitiers. Les produits laitiers sont aussi une importante source de nourriture dans les diètes énumérées précédemment du Dr. Joslin et du Dr. Allen pour traiter le diabète de type 1.

CHAPÎTRE TROIS
Bienfaits d'une Diète Cétogène

Pourquoi une diète cétogène peut elle être bonne contre le cancer, le diabète de type 1 et d'autres maladies? Une diète qui est cétogène a trois sources de corps cétoniques:[8]

A) BHB ou le bêta-hydroxybutyrate (plus de 75%)

B) l'acétoacétate (moins de 25%), et

C) l'acétone, qui est un dérivé de l'acétoacétate (environ 2%).

A)

La principale source de corps cétoniques est BHB et elle est liée à une augmentation de glutathion (GHS), qui est un antioxydant majeur dans le corps, maître de la désintoxication et anti-inflammatoire. Le BHB est également liée à la diminution des espèces réactives de l'oxygène (ERO) qui sont liées à plusieurs maladies. Voir l'article "The ketogenic diet increases mitochondrial glutathione levels"[9] pour plus de détails à ce sujet.

8

En ce qui concerne l'importance du glutathion, il ya des vidéos du Dr. Herbert Nagasawa[10] et du Dr. Mark Hyman[11] qui fournissent plus de détails sur l'importance du glutathion. Ils expliquent les avantages du glutathion, comme aider à "maintenir l'homéostasie redox cellulaire", ce qui signifie qu'il permet de maintenir le pH du corps à la normale; le transport des acides aminés (ou aminoacides) à la cellule du corps, et le transport d'oxygène à la cellule humaine. Cela est très important car selon le Dr. Otto Warburg, les cellules cancéreuses croissent dans un environnement sans oxygène et par la fermentation du sucre.[12]

Le glutathion a aussi à voir avec les taux hormonaux qui sont responsables de la régénération du corps, la croissance musculaire, la combustion du gras, la réparation des tissus, la force et les taux d'insuline.[13] [14] [15]

B)
La deuxième principale source de corps cétoniques est l'acétoacétate et les etudes scientifiques démontrent que ce corps cétonique réduit la croissance des cellules cancéreuses (voir l'article intitulé "Acetoacetate

---

reduces growth and ATP concentration in cancer cell lines which over-express uncoupling protein 2.") [16] Dominic D'Agostino, PhD à l'Université de la Floride du Sud (USF) a aussi identifié ce corps cétonique comme étant responsable pour prévenir les crises d'épilepsie.

C)
La dernière source de corps cétoniques est l'acétone. L'acétone est dérivée de l'acétoacétate et est également un symptôme de la maladie, comme une infection virale qui provoque de la fièvre, des vomissements et la diarrhée. La fièvre et les vomissements peuvent augmenter et si cela arrive, ca devient un cercle fermé- dire un cycle de plus de vomissements, enchainant plus d'acétone, plus de fièvre, et plus de vomissements ainsi de suite jusqu'à ce qu'on brise ce cycle ou cercle vicieux.[17]

Selon la définition de Cétonurie sur Wikipedia, il y a une relation positive entre la présence de cétonurie après le jeûne et la santé métabolique supérieure.[18] La recherche présentée dans "Ketonuria after Fasting May be Related to the Metabolic Superiority"[19], souligne aussi ce même point.

Certains aliments ou suppléments qui sont inclus dans ma diète, dans ce livre aident aussi à

15

augmenter le taux de glutathion; par exemples, les protéines, les légumes, le NAC, l'EGCG et le curcuma. Pour plus de détails à ce sujet, voir les études scientifiques suivantes: "Curcumin treatment alleviates the effects of glutathione depletion in vitro and in vivo: therapeutic implications for Parkinson's disease explained via in silico studies,"[20] N-acétylcystéine (NAC),[21] et l'EGCG dans le thé vert.[22] [23]

Selon l'article intitulé "Theoretical Basis of the Ketogenic Diet,"[24] les corps cétoniques ont un effet sédatif et un effet coupe-faim. Cela est positif pour ceux qui souhaitent perdre du poids mais il est important pour ceux qui n'ont pas de poids à perdre de manger suffisamment de calories pour maintenir leurs poids. De plus, dans un même temps, la diète cétogène est également impliqué dans la prévention de la cachexie (une dénutrition majeure)-dire la réduction de la perte de poids dans ce qu'on appelle le processus de "dépérissement" avec le cancer. Cela est très positif car on nourrit les cellules en santé et fait seulement crever de faim les cellules cancéreuses. Voir l'étude scientifique suivante pour plus de détails à ce sujet: "Reduction of weight loss and tumour size in a cachexia model by a high fat diet."[25]

CHAPÎTRE QUATRE

DIABETE DE TYPE 1
Une Mère Doit Savoir Inventer

Mon voyage de découverte s'est échelonné sur plusieurs années. Mon fils est né en Février 1997, en bonne et parfait santé. Je suis tombé en amour avec lui immédiatement.

Un week-end de janvier 1999, juste avant son deuxième anniversaire, j'ai senti que quelque chose n'allait pas avec lui. Il était tout simplement allongé sur le canapé très tranquille. Ce n'était pas comme lui du tout; normalement, il était un petit garçon très actif. Au début, je pensais que peut-être il couvait un rhume. Le rhume n'est pas venu et il n'avait pas de fièvre non plus. Le lundi matin, quand il n'était encore pas mieux, j'ai appelé le bureau de son pédiatre et leur ai demandé de le prendre entre deux patients, parce que je savais que quelque chose n'allait pas. Ils m'ont dit de venir avec mon bébé, parce que Dr. Go ne refuse jamais d'enfants - Dieu merci pour sa politique de porte ouverte. Quand elle le vit et mis son stéthoscope sur son cœur, elle a senti que quelque chose n'allait pas. Très calmement, elle dit que le battement du coeur de mon fils et sa respiration suggéraient que quelque chose n'allait pas. Il pouvait avoir avalé quelque chose qu'il avait ramassé à la maison, comme un jouet ou quelque chose d'autre et elle allait l'hospitaliser tout de suite pour s'assurer qu'il obtiendrait les meilleurs soins le plus rapidement possible. L'hôpital pourrait faire tous les tests nécessaires.

Je sais que Dr. Go a sauvé la vie de mon fils. Les médecins de l'hôpital m'ont dit par la suite que si je ne l'avais pas emmené à l'hôpital ce jour-là, il aurait probablement été mort dans les vingt-quatre heures suivant. Dr. Go est un petit ange et si spéciale. Je lui suis tellement reconnaissante. Je l'ai choisi pour prendre soin de mes enfants car lorsque j'étais à la recherche d'un médecin, son personnel me l'avait recommandé si hautement et ils avaient bien raison. Tout ses petits patients son en amour avait elle quand elle vient dans la salle d'examen avec un stéthoscope autour du cou, avec des animaux en peluche qui lui sont rattachés avec du velcro et elle pousse un panier en rotin avec des jouets tombant tout autour qui joue des chansons maternelles. C'est comme de la magie pour les enfants quand elle entre dans la salle d'examen. Tout le monde l'adore.

A l'hôpital ils ont fait des tests sanguins et des radiographies, puis Dr. Go nous a appris la nouvelle que mon précieux bébé avait le diabète de type 1. Ils ont commencé l'insuline et il a été transporté par ambulance à l'unité des soins intensifs pour enfants à l'hôpital Ste. Mary à West Palm Beach, en Floride.

Sa glycémie était dans les 700 lorsque la normale devrait être 70-110 mg/dl. Le spécialiste nous a dit qu'il serait dans un état critique pour les prochains quarante-huit heures et que, même s'il survivait, il pourrait avoir des lésions cérébrales en raison de "l'acidocétose diabétique."

David était déjà capable d'aller à la toilette seul et n'avait plus de couche. Je n'ai pas remarqué s'il urinait plus que la normale; c'est un des signes du diabète ainsi que d'avoir très soif tout le temps.

Évidemment, j'étais très afféré. Mon parfait petit bébé luttait pour sa vie et nous étions tous en état de choc. Pendant trois jours et trois nuits, je n'ai pas dormi et je ne pouvais pas manger. Je suis resté avec lui à chaque instant et je souhaitais pouvoir être à sa place quand il pleurait parce qu'ils lui faisaient mal avec les prélèvements de sang et quand ils lui piquaient ses petits doigts pour tester sa glycémie.

Quand il dormait, je priais, pour qu'il s'en sorte. Quand l'infirmière m'a dit que je devrais quitter pendant une heure le matin et pendant une heure le soir lors des changements de personnel, en raison de la construction et car le personnel n'avait pas d'endroit privée pour discuter des patients ... J'ai commencé à pleurer et j'ai dit à l'infirmière que je ne laisserais pas mon enfant seul quand il avait le plus besoin de moi. J'ai dit que je venais de lire le projet de loi des droits des patients et j'avais le droit de refuser le traitement à tout moment pour mon enfant. Si elle voulait appliquer cette règle ridicule avec moi, alors je refuserais les traitements pour mon enfant pendant une heure le matin et une heure le soir et je tiendrais mon enfant dans mes bras dans la salle d'attente avec son sac d'insuline, moniteur de fréquence cardiaque, et avec tous les autres trucs, à quoi il était branché.

Ils ont cédé par la suite et m'ont permis de rester avec David tout le temps. Parce que j'étais là tout le temps, je me suis vite rendu compte qu'ils avaient également commis une erreur en ordonnant des prélèvements de sang pour mon fils car quelqu'un venait pour prendre du sang à chaque demi-heure. Je n'allais pas le laisser seul. Heureusement, après quarante-huit heures, il a eu son congé des soins intensifs et il n'y avait aucun signe de dommages au cerveau dû à ce traumatisme.

Après une journée ou deux aux soins intermédiaires, le spécialiste a dit que je pouvais le ramener à la maison dès qu'ils étaient confiants que je pourrais bien prendre soin de lui. Je devais démontrer aux infirmières que je pouvais utiliser le lecteur de glycémie pour tester sa glycémie au besoin, piquer ses petits doigts pour le test de glycémie, lui donner ses injections d'insuline, et retirer l'insuline des flacons correctement pour ne pas mélanger l'insuline de longue durée d'action et de courte durée et le tout sans bulles d'air dans la seringue.

J'étais désespérée pour ramener David à la maison, mais il n'y avait pas de personnel qui pouvait m'apprendre à utiliser le lecteur de glycémie que le médecin lui avait prescrit car ils ne le connaissaient pas. Ils ne pouvaient pas me laisser partir avec mon enfant si je ne pouvais pas démontrer comment ce lecteur fonctionnait. Tout de suite, en désespoir de cause, j'ai regardé la marque et la compagnie de cet appareil et j'ai appelée le numéro 800 de cette compagnie. J'ai éclaté en sanglots et j'ai dit à la femme sur la ligne qu'elle avait besoin de m'apprendre comment utiliser cet appareil pour que je puisse sortir mon enfant de l'hôpital. Cette femme merveilleuse a été si gentille avec moi et elle m'a expliqué le processus jusqu'à ce que je sache exactement comment faire fonctionner l'appareil.

Immédiatement j'ai démontré aux infirmières comment l'appareil fonctionnait sur moi-même. J'ai aussi démontré que je pouvais remplir la seringue d'insuline en ne mélangeant pas les différentes sortes d'insuline, et que je pouvais donner des injections. J'ai enfin pu ramener mon bébé à la maison.

La première fois que je lui ai donnée une injection était très difficile. J'avais envie de pleurer et je souhaitais qu'il n'ait pas eu à subir ça, mais je n'avais pas le choix, pas plus que David. Les injections d'insuline seraient une réalité quotidienne pour nous à partir de là et nous avons tous dû nous y habituer.

C'était à la pensée que mon fils passe le reste de sa vie avec des injections quotidiennes d'insuline et le risque de nombreuses complications du diabète qui m'a poussé à trouver toute l'information que je pouvais pour l'aider. J'étais désolé que mon beau petit bébé est à subir ce sort et j'étais déterminé à trouver une façon pour l'aider à récupérer. Même si mon esprit savait que le diabète était une condition à vie, mon cœur me disait qu'il devait y avoir une autre manière. Dans la voiture, en revenant à la maison après avoir eu le congé de l'hôpital, je me souviens avoir pensé qu'au moins ce n'était pas le cancer et qu'il serait toujours dans ma vie ...

***

Lorsque me creusant la cervelle pour savoir ce qui s'était passé qui était différent, qui pouvait lui avoir causé d'être diagnostiqué avec le diabète de type 1, j'en suis arrivé à la liste suivante: environ sept mois avant le diagnostic, il a été vacciné contre l'hépatite B; environ quatre mois avant le diagnostic, il a été piqué par des bourdons sur son ventre, et environ un ou deux mois avant le diagnostic je venais juste d'arrêter de faire bouillir son eau et j'avais commencé à lui donner de l'eau du robinet.

***

J'ai commencé à apprendre tout ce que je pouvais sur le diabète de type 1 et ce que je pouvais faire pour essayer d'aider mon fils. J'ai remarqué que quand je cuisais le petit déjeuner pour lui- oeuf, pommes de terre, et saucisse, cuit dans l'huile d'olive extra-vierge- il avait besoin d'environ un tiers moins d'insuline que lorsque son père lui préparait exactement le même petit déjeuner cuit dans le beurre. J'ai aussi remarqué que s'il avait un repas préparé avec beaucoup de beurre, il avait besoin de trois à cinq fois plus d'insuline.

J'ai essayé de parler à son endocrinologue à ce sujet mais j'ai été traité comme si j'étais folle et ignoré. Toutefois, le Dr. Go m'a dit que si une mère qui aimait son enfant lui disait que les produits laitiers étaient comme un poison pour son enfant, elle la croyait. Elle m'a envoyé avec David pour voir un médecin spécialisé pour les allergies et mon fils a eu un résultat négatif pour le test fait pour les produits laitiers. Le docteur m'a dit qu'il n'avait jamais entendu dire que des aliments comme les produits laitiers faisaient monter le taux de glycémie, mais que si c'était mon expérience, je devrais enlever les produits laitiers de la diète de mon enfant. Il m'a également dit que si quelque chose dans l'alimentation provoque une réaction allergique et est complètement enlevée, plus tard, une très petite quantité peut provoquer une réaction allergique plus grave. Nous avons aussi essayé les produits laitiers prédigérés pour savoir si c'était une intolérance, mais ceux là aussi causaient une réaction indésirable dans le corps de mon fils. Ce qui a indiqué qu'il avait une allergie et non pas une intolérance aux produits laitiers. Je ne me souviens pas si mon fils a été testé pour l'allergie à la protéine de bœuf ou non.

Selon les instructions de l'allergologue, j'ai commencé à écrire tout ce que David mangeait et gardait tout les records de fluctuation de la glycémie pour les différents aliments. Nous le tenions loin des produits laitiers autant que nous le pouvions, mais j'ai trouvé que quand j'ai essayé de remplacer le lait de vache par le lait de soya, David a eu la même réaction négative. Le Dr. Go m'a dit que la plupart de ses patients qui étaient allergiques au lactose étaient également allergiques au soya. Je ne savais pas non plus à ce moment là que le soya n'est pas très bon pour la santé à moins qu'il soit fermenté.

Après avoir vu la réaction de mon fils aux produits laitiers et lait de vache, je ne pouvais plus boire de lait moi-même. J'avais été une buveuse de lait toute ma vie mais maintenant ça me dégoûtait. J'ai aussi enlevé le lait de vache de la diète de ma fille, de peur qu'elle puisse également avoir le diabète de type 1. J'ai appris à lire les étiquettes et faire attention aux mots cachés qui veulent aussi dire lait de vache comme: caséine, caséinate, lactosérum, protéine de lactosérum, lactose, lactate, lactalbumine, ferments lactiques, protéines de lait, lait caillé, arôme et saveur naturelle. L'acide lactique peut aussi être une source possible de produits laitiers.

REMARQUE: Quand mon fils était nouveau-né et avant qu'il soit diagnostiqué avec le diabète de type 1, j'avais remarqué qu'il semblait avoir un problème avec les produits laitiers et la préparation pour nourrissons (i.e. lait maternisé).

Il régurgitait tout le temps après son biberon. Il était mon deuxième enfant et ma fille n'avait pas eu ce problème. J'ai donc demandé à son médecin du moment à ce sujet. On m'a dit que s'il pouvait tolérer la préparation pour nourrissons à base de lait de vache, il était préférable de le garder sur cette préparation car cela avait beaucoup plus d'éléments nutritifs.

J'ai moi-même des antécédents d'allergies alimentaires divers et durant mon adolescence j'ai fait de l'hypoglycémie. Ma mère a également été diagnostiquée avec une certaine forme d'intolérance au glucose. Alors, il semble y avoir une sorte de sensibilité alimentaire dans ma famille. J'ai lu un article intitulé: *"Children's Memorial Food Allergy Study: Addressing Major Questions about Food Allergies in Children."*[26] Cette étude scientifique suggère que les allergies sont reliées à la génétique et aux facteurs environnementaux. Quand j'étais enceinte de mon fils, je me souviens aussi d'avoir des rages de lait.

Environ un an après que David soit diagnostiqué avec le diabète de type 1, il est devenu très malade avec de la fièvre, des vomissements, et de la cétone élevée dans son urine. Le Dr Go l'a hospitalisé par mesure de précaution afin de prévenir la déshydratation. On lui a donné un soluté sans sucre. J'ai resté à l'hôpital jours et nuit avec lui, donc je sais tout ce qu'il a mangé et bu. Au début, il ne pouvait pas manger aucun solide sans vomir. Je lui donnais du soda diète au gingembre. Une connaissance de ma sœur, qui était un type 1 diabétique avant qu'il n'ait eu une double transplantation du pancréas et du foie, lui avait dit que la seule chose qui faisait diminuer son taux de glycémie lorsqu'il résistait l'insuline, était de boire une tasse de bouillon de poulet et une tasse de soda au gingembre immédiatement après. Il avait appris cela de d'autres diabétiques.

Étant donné que les médecins conseillent d'essayer de jamais avoir de cétones pour un diabétique, je vérifiais son urine avec bandelettes de test d'urine pour la présence de la cétone. Il avait un haut taux de cétones dans son urine. Dr. Go m'a rassuré et m'a dit que c'était normal pour tout le monde d'avoir des cétones quand malade avec fièvre et vomissements.

Graduellement, son taux de glycémie a commencé à chuté. Je devais lui donner des pilules de sucre et du soda au gingembre avec du sucre pour faire remonter son taux de glycémie à la normale. Même avec le sucre, la glycémie continuait de baisser. Je n'arrêtais pas de diminuer sa dose d'insuline. Quand il a commencé à manger, tout ce qu'il voulait manger était la viande apportée de la maison (c.-à-d. protéines), et c'est donc ce que je lui ai donné.

Au moment où David a eu son congé de l'hôpital, s'était comme si son corps avait recommencé à fonctionner normalement... il n'avait plus besoin du tout d'insuline et durant trois jours complets il a été sans aucune insuline. Il pouvait manger et boire n'importe quoi et sa glycémie restait à un niveau normal, sans aucune insuline. C'était comme s'il était guéri du diabète. Au début, il avait encore beaucoup de cétones dans l'urine, et ça a diminué graduellement jusqu'après le troisième jour quand les cétones sont disparus. C'est à ce moment qu'il a commencé à avoir besoin d'insuline à nouveau.

À l'époque, je ne pensais même pas à faire le lien entre les cétones et la situation. J'étais tellement triste qu'il recommence à avoir besoins d'insuline à nouveau et je voulais tellement comprendre ce qui s'était passé pour qu'il puisse avoir été trois jours et nuits sans insuline. Je n'arrêtais pas de penser qu'il devait y avoir une explication logique et je me cassais la tête sans arrêt à essayer de faire du sens de tout cela.

Quand j'ai parlé à son endocrinologue à ce sujet, j'ai me suis fait dire que c'était un phénomène assez commun pour un patient nouvellement diagnostiqué d'avoir une phase "lune de miel" juste avant que les cellules meurent toutes.

Plusieurs années plus tard, j'ai découvert, grâce au Dr. John Freeman, une précieuse information qui fait beaucoup plus de sens pour expliquer la situation. Selon le docteur Freeman, il était connu dans le domaine médical avant la découverte de l'insuline depuis l'époque du traitement par le jeûne du Dr. Allan, que le jeûne faisait baisser la glycémie à un niveau normal et diminuait le besoin d'insuline.

Vue que mon fils avait une forte fièvre, était à jeun, et avait une cétose (selon les tests que j'ai fait), l'expérience de mon fils est une preuve de plus que les observations du début des années 1900 étaient exactes. Grace au Dr Freeman, j'ai découvert que c'était le traitement pour le diabète de type 1 avant la découverte de l'insuline, et que ce fut aussi en quelque sorte la base des idées pour la diète cétogène pour l'épilepsie.

Toutefois, au moment où ça s'est passé, je n'avais jamais entendu parler du livre *Breakthrough* (par Thea Cooper et Arthur Ainsberg), ni du régime cétogène, ni du traitement par le jeûne du Dr. Allen pour le diabète de type I avant la découverte de l'insuline, et je n'avais aucune idée qu'il était connu que le jeûne faisait diminuer la glycémie à la normale et diminuait le besoin d'insuline.

C'est seulement que bien des années plus tard (merci au Dr. Freeman) que j'ai découvert qu'avant la découverte de l'insuline, on utilisait le jeûne pour les diabétiques de type 1 pour les garder en vie. Après la période de jeûne, ils mettaient les diabétiques de type 1 sur une diète alimentaire décrite dans le traitement par le jeûne du Dr. Allen. Cette diète ne contenait qu'environ seulement quatre cents calories par jour.

Voici une citation importante du Dr. Allen: "Le caractère fonctionnel de la perturbation du pancréas dans de nombreux ou la plupart des cas de diabète humain, est digne de toute emphase. Une maladie fonctionnelle doit être guérissable." [27] ~ Frederick M. Allen

***

À ce moment la, j'essayais de comprendre ce qui s'était passé. Je me creusais la tête et ne pouvait arrêter de penser et me demander ce qui s'était passé. Je repensais aux aliments qu'il avait mangés, ce qu'il avait bu, les cétones dans l'urine et la fluctuation de la glycémie. Je n'arrêtais pas de penser qu'il devait y avoir une explication logique à tout cela et j'essayais de comprendre... Puis, environ un an plus tard, par pur hasard, j'ai écouté un nouveau film à la télévision au sujet d'un régime alimentaire utilisé pour traiter les enfants épileptiques.

Le titre de ce film était "First Do No Harm" et non seulement ce film m'a touché droit au cœur, mais ca m'a aussi frappé de voir les similitudes qu'il y avait avec la situation de mon fils et devoir travaillé si dur pour la nourriture et manger seulement certaines choses. Je suis devenu très intrigué par cette diète et surtout au sujet d'avoir à garder les enfants avec un niveau élevé de cétone dans l'urine pour arrêter les convulsions (crises d'épilepsie). Le film ne donnait pas trop de détails. C'était plutôt pour faire connaître cette diète. Donc, j'ai commencé à faire des recherches sur la diète cétogène et toutes les pièces du casse-tête se sont mises en place. Soudainement, tout est devenu claire dans ma tête et j'ai compris ce qui était arrivé à mon fils quand hospitalisé avec beaucoup de fièvre, des vomissements, des cétones élevées et qu'il n'avait plus besoin d'insuline pour trios jours de temps par la suite. Je comprenais maintenant pourquoi c'était comme s'il était guéri Durant ces trois jours…

Tout comme les enfants mis sur la diète cétogène au centre médical de l'Université Johns Hopkins, le corps de David a produit des cétones parce qu'il avait beaucoup de fièvre et qu'il ne mangeait pas. Les cétones étaient le signe que son corps avait cessé d'utiliser le sucre comme source d'énergie, et au lieu, son corps s'est mis à brûler les lipides (gras) pour l'énergie. Brûler les lipides pour l'énergie conduit à un processus physiologique interne différent et c'est ce qui a fait diminué le besoin d'insuline et ce qui lui a permis d'être complètement sans insuline pendant trois jours. Quand les cétones ont disparus, il a eu besoin d'insuline à nouveau. J'étais là avec lui tout le temps, je surveillais sa glycémie, vérifiais le niveau de corps cétoniques dans son urine, je lui donnais l'insuline, et je m'assurais que sa glycémie soit maintenue aussi proche que possible de la normale. Le Dr. Go l'avait hospitalisé et avait demandé un soluté sans sucre pour s'assurer qu'il ne soit pas déshydraté. Je lui donnais le ginger ale diète et il n'avait pas de sucre (sauf lorsque le glucose dans le sang a commencé à diminuer sans arrêt et que je lui ai donné du glucose pour remonter sa glycémie à la normal).

J'ai ensuite acheté le livre *The Ketogenic Diet*.[28] Par le Dr. John M. Freeman pour obtenir encore plus de détails au sujet de la diète cétogène. J'ai lu ce livre tellement de fois et j'ai trouvé beaucoup de similitudes avec la situation de mon fils. Je suis extrêmement reconnaissante envers le Dr. Freeman pour ce livre et pour tous les détails qu'il a fournis.

J'ai essayé de parler de cette diète cétogène, mais personne ne voulait l'entendre et les médecins spécialistes pour diabète vous disent que vous devez éviter les cétones en raison du danger mortel de l'acidocétose diabétique (DKA) que la plupart des gens confondent avec cétose durant un jeûne ou durant une diète cétogène.

Permettez-moi de souligner encore une fois ici ce je j'ai souligné plus tôt dans ce livre sous la citation numéro 2 du livre *The Ketogenic Diet*: En cas d'acidocétose diabétique, l'incapacité à brûler le glucose conduit à des niveaux excessivement élevés de glucose dans le sang, avec une déshydratation au niveau des tissus et déséquilibres chimiques qui conduisent le patient vers le coma et parfois la mort. Ces effets ne se produisent pas avec le jeûne ou le régime cétogène car le glucose est restreint.

Par conséquent, ils pensaient que j'étais folle quand je disais que les cétones aideraient, parce qu'ils pensaient automatiquement à l'acidocétose et ne savaient pas la différence.

La plupart des gens sont ignorants au sujet de la différence entre la cétose (i.e.: corps cétoniques dans les urines tout en ayant une glycémie normale et n'étant pas malade, comme par exemple, les patients du Dr. Freeman sur la diète cétogène) et l'acidocétose diabétique mortel (i.e.: la combinaison à la fois de cétones dans l'urine avec des niveaux élevés de glucose dans le sang non traités sur une certaine période de temps avec cétose et acidose ou quand malade, déshydraté avec cétose et acidose). Ils ne comprenaient tout simplement pas ce de quoi je parlais. C'était très frustrant d'avoir à discuter avec des gens qui manquaient de connaissance à ce sujet et me pensaient folle car ils ne comprenaient pas ce de quoi je parlais.

Je me suis dit que je ne devais pas être le seul parent avec ce genre d'expérience avec mon enfant malade, si j'avais raison ... alors, j'ai commencé à demander aux parents d'enfants atteints de diabète de type 1 s'ils avaient déjà vécu une situation semblable (i.e.: s'ils avaient eu la même expérience que moi avec leurs enfants complètement sans insuline ou presque sans insuline après avoir été malade avec beaucoup de fièvre). J'ai trouvé environ six parents qui m'ont dit qu'ils avaient vécu des expériences semblables.

Ensuite, j'ai décidé d'essayer de jeûner avec mon fils durant quarante-huit heures et de faire la diète cétogène par la suite. J'ai utilisé les mêmes conditions que quand il avait été hospitalisé, en utilisant le soda au gingembre sans sucre pendant le jeûne. J'ai été capable de l'enlever complètement de sur l'insuline durant la période de jeûne. J'ai observé que donner du soda au gingembre pendant le jeûne était mieux que de donner de l'eau du robinet car l'eau élevait le taux de glycémie pour une raison inconnue. Lorsqu'on est sur pratiquement pas d'insuline ou pas d'insuline du tout, on voit les choses qui affectent le corps et la glycémie très clairement car elles ne sont pas couvertes ou masquées par l'insuline.

Cependant, après le jeûne de quarante-huit heures et après le début de la diète traditionnel cétogène de la Johns Hopkins, diète riche en gras provenant des produits laitiers (avec beaucoup de crème fraîche), j'ai dû instantanément remettre mon fils sur l'insuline. Ce type de diète et nourriture (avec beaucoup de produits laitiers) ne fonctionnait pas comme le jeûne du tout. C'était très décevant de devoir le remettre sur l'insuline après que le jeûne l'avait enlevé de sur l'insuline mais dès le début de la diète cétogène traditionnelle riche en produits laitiers la glycémie s'est mise à monter drastiquement et j'ai due le remettre sur l'insuline.

Comme j'ai expliqué déjà, mon fils avait des problèmes d'allergies avec les produits laitiers, mais j'avais espéré que, parce que la diète cétogène imite le jeûne, que son corps puisse être dupé à pensé qu'il jeûnait. Je pensais que peut être il ne serait pas affecté, mais malheureusement je me trompais. La diète cétogène traditionnelle avec beaucoup de produits laitiers n'a tout simplement pas fonctionnée.

J'étais tellement désappointé. Je me disais que je venais juste d'identifier une manière qui ne fonctionnait pas et je me rapprochais de trouver la bonne façon. Je n'arrêtais pas de penser à cette citation pour me donner la motivation de continuer, même si j'étais très déçu:

> "Je n'ai pas échoué. J'ai juste trouvé 10 000 solutions qui ne fonctionnent pas."
>
> ~Thomas A. Edison

***

En effet je n'ai pas échoué. Vous verrez plus tard dans le chapitre huit, après la création de ma propre version de la diète cétogène que j'ai optimisé pour la santé et sans produits laitiers, combien les résultats seront différents...

CHAPÎTRE CINQ

Le Cancer Frappe, Pas Seulement Une Fois, Mais Deux

En 2010, j'ai découvert que j'avais le cancer après une période de grand stress dans ma vie. A ce moment là je mangeais beaucoup de nourriture à partir de boîtes tels que des soupes et des aliments à partir de sacs de croustilles de maïs, comme avec beaucoup de fromage fondu, des cafés à la crème et beaucoup de yaourts faibles en gras. J'ai été diagnostiqué avec le cancer du sein (i.e.: adénocarcinome canalaire infiltrant).

Sans avoir le temps de réfléchir après le choc de cette nouvelle, moins d'une semaine de la date du diagnostic, j'ai eu une tumorectomie avec ablation de ganglions lymphatiques. Mon oncologue m'a dit à la suite du résultat de pathologie, que j'avais un cancer stade 2, qui était plus agressif que ce qu'on pensait au début. Il m'a dit que j'avais un cancer très agressif de grade 3 et presque grade 4 sur 4, avec invasion des ganglions lymphatiques et vasculaire (ER + / PR +, HER2 négatif). Je me suis fait dire que j'avais besoin d'une chimiothérapie agressive et des traitements de radiothérapie agressifs ou sinon le cancer serait dans mes organes vitaux et mes os dans un rien de temps.

Je suis une mère monoparentale. Je travaille pour soutenir mes enfants et moi. C'est moi qui fournis l'assurance santé pour nous tous. J'ai un enfant diabétique de type 1 dont je prends soin et qui a besoin de moi et dépend de moi. Cette nouvelle a été comme un choc. Je n'avais pas le temps d'être malade, de m'absenter de mon travail et j'avais besoin de prendre soin de mes enfants. Les gens autour de moi pleuraient et ils avaient peur que je meure. Ma mère, ma sœur, mes nièces mes amis, mes enfants. Je devais être forte pour tout le monde.

J'ai seulement versé quelques larmes, un soir quand j'étais seule dans mon lit, après que mon oncologue m'ait dit que j'avais besoin de traitements agressifs et après avoir vu ma fille lutter contre les larmes lorsque l'oncologue m'a dit que ce serait dans mes os et mes organes vitaux en aucun temps si je ne faisais pas les traitements agressifs. J'ai dit au médecin que si je devais partir, ce ne serait pas de cette façon et j'ai refusé la chimiothérapie et la radiothérapie. Dans la voiture, après la visite au bureau de l'oncologue, ma fille m'a dit qu'elle m'appuyait dans ma décision de refuser les traitements agressifs. Cela signifiait beaucoup pour moi.

J'ai vu deux des sœurs de ma mère mourir du cancer. Une du cancer du poumon, l'autre d'un cancer du sein, et la sœur de mon père aussi d'un cancer du sein. En plus de cela, deux de mes bonnes amies sont mortes récemment d'un cancer du pancréas et du poumon. Elles ont beaucoup souffert et c'était très triste aussi pour leurs jeunes enfants. J'ai vu les ravages que la chimiothérapie et la radiothérapie ont faits et cela n'a pas mené à la guérison. J'étais là quand elles pleuraient, quand elles ont perdu leurs cheveux, quand elles ne pouvaient plus respirer, quand elles avaient du fluide sur leurs poumons, lorsque le nombre de globules blancs était trop bas et quand elles étaient tellement malades à cause des traitements qu'elles ne pouvaient pas sortir du lit. Je me souviens aussi quand ma copine Elsa était dans son lit de mort toute squelettique, saisissant mon bras me priant d'aller dire à ses enfants qu'elle les aimait.

Ce n'était tout simplement pas pour moi ces traitements toxiques. J'avais le pressentiment que ça me tuerait. Je me suis dit que si je devais mourir, ça ne serait pas de cette façon là. Cependant, j'avais de la pression de mon oncologue qui me poussait à faire au moins de la radiothérapie. Alors, je suis allé à la visite initiale de radiothérapie-oncologue. Le médecin était très gentil, mais les traitements offerts ne m'ont pas plu et ne semblaient pas pour moi. Je n'ai pas aimé non plus quand le docteur m'a dit que ma zone de tumorectomie était très proche de mes poumons et mon cœur, de sorte qu'ils auraient à mesurer et me donner la radiation à un certain angle pour minimiser les chances de dommages au poumon et au cœur. Je suis partie de là et ne suis jamais retourné. De plus, j'ai aussi annulé le rendez-vous qu'ils avaient fait pour moi, sans même me consulter, pour débuter la radiothérapie.

Un membre de la famille m'a dit d'acheter le livre *Knockout* [29] de Suzanne Somers. Je l'ai acheté tout de suite et j'ai commencé à lire ce livre ainsi que d'autres informations pour me donner un cours accéléré sur le cancer. J'ai adoré ce livre. C'était bon pour moi et mes convictions et il faisait beaucoup de sens pour moi. J'ai été surprise de découvrir à quel point Suzanne Somers était intelligente et vraiment futé pour écrire son livre avec tous ces interviews avec des experts.

En même temps, je suis aussi devenu amis avec Monique qui s'est guéri naturellement du cancer terminal du sein de stage 4. On lui avait donné six mois à vivre, il y a plus de quatorze ans. On lui avait dit qu'elle pourrait vivre deux ans si elle faisait la chimiothérapie et la radiothérapie. Elle a refusé la chimiothérapie et radiothérapie et a dit que le docteur lui a dit qu'elle était une femme très courageuse et intelligente. Elle a pris le tamoxifène (un bloqueur d'oestrogène), elle a changé radicalement son régime alimentaire basé sur le livre du docteur Peter D'Adamo, *Eat Right 4 Your Type*,[30] elle a pris des vitamines naturelles et des suppléments biologiques, et elle s'est guéri naturellement du cancer du sein de phase terminale de stade 4 avec des métastases partout dans son dos. Elle m'a inspirée et donné de la force dans ma décision. La décision qui semblait la bonne pour moi. J'ai donc dit aux médecins que je refusais les traitements. Après avoir fait part de ma décision finale aux médecins, je me sentais comme si une tonne de briques avait été enlevé de sur mes épaules. Je me sentais bien et moins stressé. Je n'avais plus à me soucier des traitements contre le cancer et des craintes des complications de santé que ces traitements pouvaient me causer.

Ca faisait du sens pour moi de refuser la chimiothérapie et la radiothérapie parce que ça ne me donnait aucune garantie que je serais guéri et de plus, j'ai vu le genre de mort que ça a causé aux membres de ma famille et à mes amis. Les médecins m'ont dit que ces traitements toxiques me donneraient certains pourcentages que le cancer ne reviendrait pas encore au même endroit pour la radiothérapie. J'ai lu toutes les complications possibles de la chimiothérapie et la radiothérapie et je me suis dit que j'avais déjà assez d'un problème de cancer sans m'ajouter d'autres problèmes de santé causés par la chimiothérapie et la radiothérapie. Je ne voulais pas perdre mes longs cheveux, mes cils, mes sourcils, mes dents. Je ne voulais pas risquer d'avoir un système immunitaire encore plus faible, d'avoir un autre cancer causé par la radiothérapie, de ne plus sentir mon bras, d'avoir des problèmes cardiaques et pulmonaires, d'avoir le nez qui coule et d'avoir des plaies dans le nez parce que les poils ne repoussent plus, d'avoir des douleurs articulaires, etc. J'ai aussi vu toutes les personnes que j'ai aimés qui sont mortes à faire ces traitements conventionnels toxiques en souffrant le martyr. Je voulais vivre et je me suis dit que ces traitements me tueraient et rendraient mon corps plus faible. Ce n'était pas ce dont j'avais besoin pour renforcir mon corps et mon système immunitaire et ce n'était pas mon choix. Je ne voulais pas ça.

Après avoir pris ma décision, j'avais juste à me concentrer sur ma santé. A partir de ce moment là, j'ai pris le contrôle de ma propre santé. Ca me faisait plaisir de faire des choses pour moi pour m'aider à aller mieux. Avant, je n'aimais pas cuisiner, mais à partir de ce moment là, tout d'un coup j'ai commencé à aimer cuisiner pour m'aider avec la nourriture et j'ai commencé à cuisiner en souriant.

J'ai essayé ce que mon ami Monique m'a dit qu'elle a fait pour l'alimentation et pour les vitamines et les suppléments. Elle a dit que pendant deux à trois ans, elle ne mangeait pas du tout de produits laitiers, de pâtes, de pain, de céréales, de riz, de pommes de terre, de sucre et de viande rouge. Elle évitait les aliments transformés (la nourriture dans des sacs et des boîtes). Elle mangeait de la viande blanche fraîche, du poisson, des fruits de mer, des légumes frais, des oeufs, des olives, de l'huile d'olive extra vierge biologique, de l'huile de noix de coco extra vierge et biologique, des noix, du thé vert, et des sucres naturels si nécessaire provenant de fruits frais, de sirop d'érable pur, ou de miel pur.

Je me suis dit que j'étais mieux de me baser sur le modèle de quelqu'un qui a fait quelque chose qui a fonctionné, donc j'ai commencé à faire ce qu'elle m'a recommandé tout de suite. J'ai aussi trouvé mes propres petits moyens pour éliminer le stress dans ma vie (respiration pour oxygéner mon corps, relaxation, méditation, prier, écouter de la musique, des chandelles parfumées, l'aromathérapie, etc.) Ainsi, j'ai commencé ce régime alimentaire et j'ai commencé à prendre des vitamines et des suppléments. En seulement quelques jours, j'ai commencé à me sentir mieux et avoir plus d'énergie. La fatigue générale que j'avais vécue lorsque j'avais le cancer commençait à me quitter. Puis, quand mon oncologue a vu que je refusais la chimiothérapie et la radiothérapie, on m'a offert le tamoxifène (bloqueur d'estrogène), j'ai accepté la prescription et j'ai commencé à prendre ces pilules.

Par la suite, j'ai lu quelques recherches sur la broméline qu'on disait être bonne contre le cancer. Sans penser ou faire des recherches plus approfondies, j'ai commencé à manger beaucoup d'ananas, que je croyais devoir contenir de la broméline. Malheureusement, au même moment que j'ai augmenté ma consomption de ce fruit très sucré, j'ai commencé à remarquer une bosse qui grandissait dans mon sein au même endroit où j'ai eu ma chirurgie (tumorectomie). C'était environ quatre à cinq mois après la tumorectomie. Le cancer est revenu beaucoup plus gros (certains expliquent cela par ce qu'on appel "l'angiogenèse").

J'ai continué à essayer avec ce régime, mais la masse ne cessait de croître et cette masse était très dure et commençait comme à sortir de mon sein. Je pouvais aussi voir la couleur de ma peau changer autour de la bosse. Ma mère, ma sœur, et ma meilleure amie ont touché à ma bosse dans mon sein et elles étaient toutes sérieuses et on pouvait voir qu'elles avaient peur pour moi.

Malheureusement, le régime qui a fonctionné pour Monique ne fonctionnait pas pour moi. Le cancer était très agressif et ne cessait de croître. Je devais trouver quelque chose d'autre pour m'en débarrasser.

***

J'essayais de rester positive et j'essayais de m'aider en écoutant la chanson de Rascal Flatts appelé "STAND" au sujet de la détermination, le courage et se tenir debout vainqueur. Je lisais et relisais des choses que j'aime pour me motiver comme les proverbes suivants:

"La véritable force est de garder son sang froid quand tout le monde s'attend à ce qu'on s'écroule."~Inconnu

***

Échouer, c'est avoir la possibilité de recommencer de manière plus intelligente. ~ Henry Ford.

***

CHAPÎTRE SIX

Ma Propre Recherche

Environ deux à trois mois après ma tumorectomie, j'ai lu sur les injections de toxines du docteur Coley qui causaient la rémission du cancer. C'était un article sur l'injection de microbes pour provoquer de la fièvre qui causait la rémission spontanée du cancer. Cela a piqué ma curiosité au plus haut point et j'ai commencé à lire tout ce que je trouvais sur le Docteur William B. Coley qui "inoculait" ses patients avec un organisme qui causait "l'érysipèle," dans le but de les guérir. L'érysipèle est une infection bactérienne, ou un germe appelé "Streptococcus pyogènes" qui provoque une forte fièvre.

Tout comme ce qui est arrivé pour mon fils, les patients cancéreux du docteur Coley devenaient malades avec une forte fièvre après les injections de toxines et certains des patients devenaient instantanément guéris du cancer suite à cela. On appel cela la rémission instantanée et une forme d'immunothérapie. C'était tout simplement trop semblable à l'expérience vécue avec mon fils pour être une coïncidence. J'avais besoin d'apprendre d'avantage à ce sujet.

***

J'ai donc commencé à réfléchir à ce que le docteur Go m'avait dit quand j'étais inquiète car mon fils était malade avec beaucoup de fièvre et qu'il avait des cétones dans l'urine. Docteur Go m'avait dit que c'était normal d'avoir des cétones en cas de maladie avec de la fièvre et ça arrivait également pour les personnes non-diabétiques.

Par conséquent, j'ai cherché pour trouver des études scientifiques qui démontrent qu'avec une forte fièvre, on a des cétones élevés dans l'urine. Je suis tombé sur les références suivantes qui confirment le tout: "Exploring the clinical utility of blood ketone levels in the emergency department assessment of pediatric patients." [31] Dans la conclusion de cet article, il est noté qu'il y avait des niveaux plus élevés de cétones pour ceux avec l'anorexie ou vomissements et pour les personnes présentant de la fièvre.

Par Wikipédia, j'ai découvert que des conditions où le métabolisme est plus élevé, comme quand on a de la fièvre ou durant la grossesse et l'allaitement, ces conditions étaient aussi des causes de la cétose et une cétonurie.[32]

J'ai aussi trouvé de l'information supplémentaire qui confirmait que les vomissements, la fièvre, la grossesse pouvaient causer des cétones, mais on mentionne également les conditions nutritionnelles telles que le jeûne, une diète élevée en lipides (gras) et basse en glucides ou très faible en calories pouvaient aussi causer des cétones. De plus, cette source indique qu'une quantité assez élevé de triglycérides à chaîne moyenne (TCM) ajouté à n'importe quel régime alimentaire pourrait aussi produire des cétones.[33] [34]

Ensuite j'ai cherché pour trouver des témoignages et plus d'information au sujet du jeûne pour la guérison du cancer, pour voir s'il y avait des gens qui avaient le cancer et qui rapportaient des bienfaits contre le cancer par le traitement par le jeûne. J'ai donc trouvé de l'information qui spécifie ce qui suit:

"Le jeûne s'oppose au cancer de plusieurs façons. Le jeûne prive les cellules cancéreuses de la nutrition et parce que cela prive également le corps de la nutrition, cela alcalinise le sang. Le cancer ne peut pas croître dans un milieu alcalin. Le pH du sang est censé être légèrement alcalin, mais parce que le régime alimentaire typique Américain comprend de la viande, du sucre, de la caféine et d'autres aliments acidifiants, le sang pour la plupart des gens est acide, ce qui est propice à la maladie. Il ne s'agit pas tant d'un problème pour un végétarien qui mange une alimentation centrée sur le grain, mais même les aliments de blé entier et les desserts peuvent acidifier le sang. Le sel ou aliments salés peuvent contrer cela, mais j'ai une faible tolérance au sel. Le jeûne rend le sang aussi alcalin qu'il est possible d'obtenir. Une autre raison que le jeûne tue le cancer est qu'il soulage le système digestif. Ce qui libère une partie importante de notre énergie (jusqu'à 30%) qui est à l'ordinaire utilisé pour la digestion. Cette énergie peut être maintenant utilisé pour la guérison durant le jeûne."[35]

J'ai aussi trouvé quelques anecdotes de personnes qui se sont guéries d'un cancer à l'aide du jeûne. [36] [37]

Ensuite j'ai pensé, quand sur un régime alimentaire normal, si la source principale d'énergie pour le corps est le sucre et les glucides, est-ce que le sucre pourrait alimenter le cancer vue que Monique m'avait dit de ne pas manger de sucres autres que de sources naturelles? J'ai ensuite trouvé de l'information sur la recherche du docteur. Otto Warburg sur Wikipedia qui a attiré mon attention:

"*Le c*ancer a d'innombrables causes secondaires, mais même pour le cancer, il n'y a qu'une seule cause première. Résumé en quelques mots, la cause principale du cancer est le remplacement de la respiration de l'oxygène dans les cellules normales de l'organisme par une fermentation du sucre." -- *Dr. Otto H. Warburg.*"[38]

J'ai trouvé de l'information supplémentaire par le docteur Heise au sujet de la recherche scientifique du docteur Otto Warburg:

"Le docteur Otto Warburg, Ph-D, un lauréat du prix Nobel de médecine en 1931, a découvert que les cellules cancéreuses ont un métabolisme énergétique différent par rapport aux cellules saines. Il a constaté que les tumeurs malignes présentent souvent une augmentation de l'anaérobie ("sans air") glycolyse - un processus anormal par lequel le glucose est utilisé comme combustible principal par les cellules cancéreuses et ce qui génère de grandes quantités d'acide lactique comme un sous-produit. En revanche, les cellules normales en santé subissent principalement l'aérobie ("avec air"), du métabolisme cellulaire. Pour le cancer, la forte augmentation de l'acide lactique produite par les cellules cancéreuses doit être transportée vers le foie pour le métabolisme et l'élimination. L'acide lactique crée un pH plus acide dans les tissus cancéreux, ainsi qu'une fatigue physique générale causée par la surcharge de travail que le foie doit faire pour tenter de se débarrasser de l'accumulation d'acide lactique. Par conséquent, les plus grosses tumeurs ont tendance à avoir un pH plus acide."[39]

La partie au sujet des cellules cancéreuses qui utilisent le glucose comme source d'énergie et qui produisent de grandes quantités d'acide lactique, - ce qui rend le pH plus acide – m'a rendu curieuse à savoir qu'elles sont les sources d'acide lactique.

Sur le site internet de wisegeek, j'ai trouvé de l'information sur l'acide lactique:

"L'acide lactique, aussi appelé acide du lait ou 2-hydroxypropanoïque, est à la fois un acide qui est formé par le corps. Il existe aussi dans certains aliments. Dans l'organisme, l'acide lactique se développe généralement en conjonction avec l'exercice. En ce qui concerne les aliments, l'acide lactique existe dans certains produits laitiers, comme le yogourt, le lait ainsi que dans certains aliments transformés comme le pain et la bière"[40][41]

Une étude scientifique suggère également que le pH du sang entre les cellules cancéreuses est plus acide et le plus que le pH est acide, le plus que cela favorise les métastases et cause le cancer d'être plus agressif.[42]   ***

Après avoir pris connaissance du travail du docteur Coley avec les injections de toxines pour produire la fièvre, il me paraît clair que Coley a omit, dans son étude scientifique, les corps cétoniques qui sont associés à la fièvre et au jeûne. Les corps cétoniques sont le sous-produit de la maladie (tout en étant malade et en ne mangeant pas). C'est un point important parce que selon un document de recherche intitulé "Le cancer est une maladie métabolique"[43], les cellules cancéreuses ont de la difficulté à métaboliser les lipides (gras) et les cétones comme source d'énergie pour se multiplier mais en contraste, les cellules normales en bonne santé n'ont pas du tout de problèmes à métaboliser les lipides et les cétones pour se développer et se multiplier.

De plus, pour soutenir mon point au sujet des cétones et de Coley, en regardant les meilleurs résultats pour la rémission du cancer en utilisant les injections de toxines pour provoquer la fièvre, il apparaît que le jeûne revient sans cesse:

"Comme la fièvre est un facteur métabolique, la recherche pour d'autres facteurs devraient commencer par se concentrer sur les autres particularités qui ont aussi une influence sur le métabolisme des patients qui répondaient bien aux toxines. Un facteur qui revient encore et encore à la lecture des récits des patients atteints de cancer qui ont répondu de façon spectaculaire

43

aux toxines de Coley est le jeûne. À mon avis, l'incidence de la sous-alimentation semble être remarquablement élevée dans les cas anecdotiques qui sont souvent présentés comme preuve des toxines de Coley. En effet le premier patient du docteur Coley avait un sarcome qui lui affectait le cou et les amygdales. En fait, il est dit que le patient était en danger de mourir de faim. Après plusieurs tentatives, Coley a réussi à le contaminer avec une souche virulente de Streptococcus. Il a développé de l'anorexie, des vomissements et une fièvre élevée et sa tumeur a commencé à diminuer presque immédiatement. Il a été en rémission durant huit ans après seulement un érysipèle. "[44]

J'ai jeté un coup d'oeil aux données historiques des patients de Coley qui ont été guéri, pour essayer de trouver combien de temps cela a pris pour la guérison. Pour les patients qui étaient les pires scénarios avec de très grosses tumeurs, selon ce que j'ai pu calculer, j'ai trouvé qu'il a fallu environ deux à cinq mois d'injections de toxines pour produire la rémission. [45] [46] [47] [48]

Cela m'a fait penser que si les patients de Coley étaient maintenus avec de la fièvre et injections jusqu'à cinq mois de temps, il est probablement peu probable que les patients ont

56

tous été sans nourriture durant cette longue période de temps. Que mangeaient ces patients tout en ayant la fièvre durant ce temps? Étaient-ils nourris avec un régime alimentaire qui était faible en glucides afin de ne pas interférer avec les cétones qui sont un symptôme de la maladie? Étaient-ils nourris avec un régime alimentaire normal américain avec beaucoup de glucides qui pourraient éliminer les cétones? Est-ce que la force des toxines pouvait avoir de l'importance sur le niveau de cétones si la diète était forte en glucides (glucose)? Étaient-ils nourris de produits laitiers que plusieurs études ont liés à plusieurs maladies telles le cancer, le diabète de type I, la sclérose en plaques et autres maladies?[49 50 51 52 53 54 55 56 57 58 59 60]

En essayant de trouver de l'information à ce qui a trait à ce qu'on donnait à manger aux patients de Coley durant le temps qu'ils avaient les injections de toxines qui causaient la fièvre, je suis tombé sur les études du Dr. Max Gerson. Je ne pouvais pas trouver d'information pour les patients de Coley concernant le régime alimentaire à part que le jeûne était impliqué dans les succès de rémission.

Dr. Gerson avaient également utilisé les toxines de Coley, combinées avec sa thérapie de régime alimentaire, pour certains de ses patients atteints de cancer qu'il n'était pas en mesure d'aider avec seulement le régime alimentaire. Contrairement à Coley, le docteur Gerson avait une thérapie de régime alimentaire très détaillé qu'il a utilisé en combinaison avec les toxines de Coley.[61] [62] [63]

En examinant la diète et la thérapie de Gerson, j'ai remarqué les aliments frais, non transformés et l'élimination des allergènes majeurs (sauf pour le glucose provenant de fruits frais) et il ne permettait pas de produits laitiers avant six à huit semaines après le début de la diète. D'autres qui ont suivi la trace de Gerson en utilisant les toxines de Colley ont modifié le régime Gerson et utilisent les produits laitiers de culture dès le début de la thérapie. Ils sont incapables cependant de reproduire les 50 meilleurs cas de réussite que Gerson a publiés dans son document "best case series." [64]

En regardant les autres qui utilisent des diètes pour le traitement du cancer: docteur

Nicholas Gonzalez, dans une interview avec le docteur Mercola, parle du travail du docteur William Kelley et son propre travail traitant des patients cancéreux en utilisant des régimes différents pour différentes personnes et différents cancers. Gonzalez utilise également des enzymes avec ses patients. [65] Les enzymes digestifs aident à la digestion, et les enzymes systémiques aident tout le corps et ses fonctions immunitaires, la circulation sanguine, le flux sanguin, etc.

**

Une autre chose importante est que certaines sources d'information nous disent que les cétones à elles seules ne sont pas suffisantes pour expliquer le succès du régime cétogène. Ils expliquent que les cétones sont seulement une indication qui nous laisse savoir que le corps ne brûle plus le glucose pour source d'énergie mais brûle alors les lipides comme source d'énergie. Cela fait du sens car même si on obtient des cétones sur une diète cétogène, ce ne sont pas tous les patients qui ont des cétones qui obtiennent de bons résultats. On mentionne aussi que c'est après une moyenne d'environs neuf jours qu'on voit si la diète fonctionne.[66] [67]

De plus, la recherche démontre que le cancer est lié à l'inflammation.[68] Le docteur Eliaz dit aussi qu'il y a plus de cents types de maladies auto-immunitaires, telles le diabète de type 1, la sclérose en plaques, la maladie de Lupus et la maladie de Parkinson, parmi plusieurs autres maladies, et que ces maladies ont toutes en commun l'inflammation qui est une réponse immunitaire.[69]

Donc, si toutes ces maladies ont l'inflammation en commun, qu'est-ce qui peut donc prévenir l'inflammation? Et bien, dans ce même article du docteur Eliaz, il est mentionné qu'on peut aider par les points suivants: en enlevant les allergènes de la diète (tells les produits laitiers, le gluten et le sucre); en faisant de l'exercice; en utilisant des suppléments; en faisant un détox et en dormant suffisamment.

Aussi, les cyclo-oxygénase-2 (COX-2) sont des enzymes qui sont associés à promouvoir l'inflammation. Il y a de simples inhibiteurs naturels de COX-2 qu'on peut utiliser pour réduire l'inflammation comme le resvératrol, la pectine modifiée de citron (MCP), la quercétine, le curcuma, la vitamine-C, L'huile d'Omega-3, et l'extraits de pépins de raisin, etc.[70 71 72 73 74 75 76 77]

Examinons quelques exemples d'inhibiteurs de COX-2 qu'on peut trouver dans les aliments. Le resvératrol se retrouve par exemple dans la peau des raisins rouges ou dans les suppléments de resvératrol. La quercétine se retrouve dans les oignons. La pectine modifiée de citron (MCP) se retrouve en suppléments ou dans la pelure (zeste) du citron frais. La vitamine-C se retrouve en suppléments ou dans les agrumes, tel le citron. Une bonne source naturelle d'huile d'oméga-3 est le poisson, tel le saumon.

***

Le glutathion est le principal antioxydant dans le corps et il maintient le pH à la normal. Certains aliments et suppléments stimulent le glutathion et même les patients avec le VIH/SIDA bénéficient de glutathion ainsi que les patients avec d'autres maladies auto-immunitaires. [78] Je trouve cela intéressant, car l'huile de coco est dite avoir des avantages antiviraux. Alors, une diète cétogène pourrait-elle aider les patients avec le VIH/SIDA?

***

La galectine-3 est aussi présente dans plusieurs cancers et est associée au glucose et à la propagation du cancer. La recherche démontre que la pectine modifiée de citron (MCP) aide contre cela. [79]

Il y a une diète cétogène pour la perte de poids appelée "Spanish Ketogenic Mediterranean Diet." Cette diète utilise beaucoup d'huile d'olive qui est dite être anti-inflammatoire. Cependant, cette diète cétogène, tout comme les autres diètes, inclus aussi les produits laitiers, mais une étude démontre que cette diète avec ces huiles santées est bénéfique pour le système cardiovasculaire.[80]

Beaucoup de critiques de la diète cétogène disent que c'est une diète néfaste pour les reins et que ça cause des calculs rénaux (pierres aux reins). Cependant, les recherché scientifiques démontrent le contraire. En fait, la recherche démontre que la diète cétogène pourrait possiblement remplacer la dialyse, guérir l'insuffisance rénale et que le supplément de citrate de potassium prévient les pierres aux reins. [81] [82] [83] De plus, ma version de la diète cétogène ne limite pas l'apport en liquide comme l'eau filtrée, alcaline et sans toxines ce qui aide aussi à prévenir les pierres aux reins.

***

Selon Wikipedia, les femmes enceintes ont un niveau d'acétone plus élevé à cause d'un besoin énergétique plus élevé. [84] L'acétone est aussi associée à la fièvre et est un symptôme de maladie tout comme la fièvre l'est. J'ai mentionné plus tôt que le plus de fièvre et de vomissement, résulte en plus d'acétone et le plus d'acétone produit encore plus de fièvre. Alors c'est comme un cercle vicieux. L'acétone est aussi une des trois sources de corps cétoniques.

J'ai trouvé un article intéressant d'une femme qui luttait pendant des mois contre le cancer en utilisant une alimentation sans allergènes en apparence. Tout d'un coup, cette femme est tombée enceinte et en un mois elle était en rémission complète. [85] N'ai-je pas juste mentionné que les femmes enceintes on un niveau plus élevé d'acétone et que l'acétone est un des corps cétoniques?

De plus, FoxNews nous a informés au sujet de l'hormone de grossesse dans un article paru le 20 Avril 2005. Dans cet article, on dit que l'hormone de grossesse peut prévenir le cancer du sein.[86] Se pourrait-il que les injections de HCG augmenteraient les niveaux cétoniques dans l'urine, ou serait-ce le régime faible en glucides qui est prescrit en même temps que les injections, ou même la combinaison des deux?

La recherche de l'Institut de Physiologie en France démontre que les glucides dans le régime alimentaire pourraient être responsables de la fabrication de cellules cancéreuses. Lorsque les glucides (glucose) sont retirés, l'oxygène augmente, mais lorsque les glucides sont réintroduits, il y a fermentation du sucre sans oxygène. La recherche suggère que les cellules cancéreuses pourraient être changées en cellules normales en l'absence de glucose. [87] [88]

Le docteur Burzynski, qui a eu beaucoup de succès avec ses patients et leurs cancers, met ses patients sur des suppléments qui sont composé d'aminoacides, de curcuma, d'huile d'olive, de pipérine, et de vitamine B2- parmi autres choses. Toutes ces choses sont en harmonie avec la recherche scientifique. La pipérine est un alcaloïde trouvé dans les poivrons et aide le corps à absorber les nutriments.

Le docteur Ann Wigmore qui a guéri son propre cancer, a utilisé l'herbe de blé et l'herbe de blé contient presque tous les aminoacides.[89]

***

Les glucides dont le corps a besoin peuvent être dérivés des protéines ou des lipides. Il n'y a pas de glucides qui sont essentiels. Les aminoacides sont les éléments constitutifs des protéines et de plus, les protéines et les lipides sont essentiels à la vie.[90]   ***

"La nourriture peut être la forme la plus fiable et la plus puissante de médecine ou la plus lente forme de poison."~ Dr. Ann Wigmore

***

Maintenant, nous allons faire une récapitulation de tous les principaux points abordés dans ce chapitre, de sorte que tous les liens qui sont devenus claires pour moi deviennent plus clairs à mes lecteurs.

1- Selon le docteur Otto Warburg, la principale cause du cancer est la fermentation du sucre sans oxygène. Ensuite le cancer utilise le sucre comme carburant et génère des acides lactiques, qui à leurs tour crées un pH sanguin plus acide. Le plus acide le pH sanguin est entre les cellules cancéreuses, alors le plus agressif le cancer devient.

2- Nous savons que durant une diète cétogène, le corps brûle les lipides pour source d'énergie au lieu de brûler le glucose (sucre) et le tout imite le jeûne- alors on se débarrasse ainsi du problème de glucose (sucre). Une certaine étude démontre que la diète cétogène augmente le glutathion et plusieurs autres études démontrent que certains aliments et suppléments peuvent aussi augmenter le glutathion. Le glutathion, selon le docteur Nagasawa, est l'antioxydant majeur dans le corps et est responsable pour maintenir l'homéostasie redox cellulaire (i.e.: le maintien du pH à un niveau normal) et pour aussi apporter l'oxygène aux cellules.

3- Certains aliments sont source d'acides lactiques, tels les produits laitiers, le pain, la sauce soja, les aliments transformés, etc.

4- Le jeûne (e.i: ne pas manger aucun aliment) est lié à la rémission du cancer; à l'arrêt des convulsions épileptique; à la diminution du tôt de glucose; à la diminution du besoin d'insuline, etc. Le jeûne produit des cétones. Le régime cétonique imite le jeûne.

5- Les produits laitiers sont liés au cancer, au diabète de type 1, à la sclérose en plaques, et autres maladies. Les produits laitiers peuvent aussi être une source d'acide lactique.

6- La plupart des maladies ont en commun l'inflammation. Les allergènes dans l'alimentation sont inflammatoires et certains aliments et suppléments sont anti-inflammatoires.

7- La diète cétogène est, selon la recherche scientifique, une bonne chose pour les reins et si on prend les suppléments recommandés, on peut aussi diminuer les risques de calculs rénaux (pierres aux reins). Il y a même des recherches qui stipulent que le régime cétogène peut inverser les lésions rénales diabétiques et pourrait éventuellement même remplacer la dialyse.

8- La diète cétogène méditerranéen Espagnol utilise l'huile d'olive et beaucoup de poissons, et ce régime est réputé par la recherche pour être bon pour le système cardio-vasculaire. Cela signifie donc que cette diète est bonne contre les problèmes de cholestérol.

9- L'acétone est liée à la fièvre. Les femmes enceintes ont aussi des niveaux plus élevés d'acétone.

10- Les aminoacides, les protéines et les lipides sont essentiels à la vie.

11- La recherche démontre que les cellules cancéreuses ont du mal à utiliser les cétones et les lipides comme source d'énergie pour se multiplier. Cependant, les cellules saines et en santé n'ont pas du tout de problèmes avec les cétones et les lipides.

12- La recherche suggère que les cellules cancéreuses peuvent être changées en cellules saines en l'absence de glucose.

CHAPITRE SEPT

Création de ma propre version de la diète cétogène pour ensuite me débarrasser du cancer en utilisant ma diète

J'ai décidé d'appliquer dans ma version de la diète cétogène, tout ce que j'ai appris dans ma recherche. Je voulais vivre, donc il me semblait tout-à-fait logique de mettre le plus de chances de mon côté et de créer mon régime le plus santé possible. Le 3 janvier 2011, j'ai commencé ma diète cétogène en utilisant une combinaison avec beaucoup de protéines et beaucoup de lipides et très peu de glucides. J'ai utilisé cette combinaison afin d'être en mesure d'éliminer les allergènes majeurs de mon alimentation.

De cette façon, j'ai pu éliminer les produits laitiers, le glucose, le fructose, le soja et les céréales. J'ai aussi enlevé la viande rouge et les produits laitiers pour éviter les hormones synthétiques de croissance, et je voulais aussi éviter le facteur de croissance 1 (IGF-1) de provenance du lait de vache. J'ai appris de Warburg et Heise que la cause principale du cancer est la fermentation du sucre sans oxygène et que cela provoque un sous-produit d'acides lactiques, ce qui rend le pH du corps encore plus acide. Par conséquent, je ne voulais donc pas manger de sources de nourriture pour me donner encore plus d'acides lactiques. J'ai utilisé des huiles naturelles qui sont bonne pour la santé et qui sont liées en particulier à la santé cardio-vasculaire et qui ont aussi de nombreux autres avantages (c.-à-d. l'huile d'olive biologique extra vierge et l'huile de coco biologique extra-vierge qui ont aussi des propriétés anti-cancer).[91] [92]

J'ai commencé ma diète sans jeûner. Par conséquent, je savais que je n'aurais pas de cétones dans l'urine dans les 24 heures comme en jeûnant et qu'il faudrait environ quarante-huit heures avant d'avoir des cétones.

J'ai utilisé des aliments non génétiquement modifiés (OGM). Cela signifie de ne pas utiliser d'huile de canola, d'huile de maïs, aucun maïs, et aucune huile de soja ou aucun soja contenant des OGM. Selon M. Andrew Kimbrell (directeur exécutif du Centre pour la sécurité alimentaire à San Francisco, en Californie), dans le film documentaire intitulé *The Beautiful Truth*, les OGM peuvent causer de nouveaux allergènes, ont moins de nutrition, peuvent être toxiques et peuvent causer le cancer.[93]

Dans ce même documentaire, le Docteur Russell Blaylock dit que le glutamate mono sodique (GMS), qu'on retrouve souvent dans les aliments transformés, peut interférer avec le fonctionnement du cerveau et est lié à plusieurs maladies telles que le diabète, l'obésité, la démence, la maladie de Parkinson, le cancer et plusieurs autres maladies.

Les noms qui cachent du GMS sont les suivants: glutamate mono potassique; glutamate; l'acide glutamique; la gélatine; protéines et huiles végétales hydrogénées; caséinates de sodium; caséinates de calcium ; protéines texturées ; extrait de levure; levure rajoutée; etc.

Le documentaire nous informe également des dangers pour la santé du mercure, du fluorure, et de l'aspartame. On nous dénote aussi l'importance de la désintoxication du corps pour produire du glutathion pour purifier le sang.

Je voulais avoir le moins de toxines possibles dans mon corps, alors je vérifiais tout ce que je mangeais, buvais et je lisais chaque étiquette de nourriture pour les détails de nutrition. Cela signifiait de vérifier chaque ingrédient et remettre les aliments sur les tablettes la plupart du temps. Cela signifiait aussi de faire mon épicerie principalement dans le contour de l'épicerie et dans la section biologique pour les aliments frais et non transformés.

Initialement j'ai acheté un filtre à eau (pour éliminer les métaux, le chlore et autres) et aussi un ioniseur d'eau portatif pour rendre l'eau alcaline.

J'ai maintenant un système de purification d'eau qui enlève le fluorure, le chlore et autres toxines en plus de rendre l'eau alcaline.

J'essayais de manger des aliments frais et non transformés autant que possible. Il ya certaines choses qu'on ne peut pas acheter fraiches mais ce n'est pas grave en autant que la liste d'ingrédients sur l'étiquette ne mentionne rien qui est interdit dans ma diète. Par exemple, j'aime bien le crabe d'Alaska et c'est toujours envoyé congelé sur la côte Est. Alors, c'est quelque chose que j'achèterais congelé du moment qu'il est non transformé. J'achète du saumon frais sauvage, du poulet et de la dinde et je gèle ces aliments moi-même et de cette façon, je sais qu'il n'y a aucun produit chimique d'ajouté.

Je ne mangeais pas non plus de sel transformé mais plutôt du sel naturel de mer rose ou gris.

Je voulais utiliser des aliments sains comme mon ami Monique a utilisé pour se débarrasser du cancer de phase terminale.

J'ai utilisé les ratios que le Docteur Freeman utilisait avec ses patients épileptiques à l'hôpital Johns Hopkins parce que j'ai pensé qu'il connaissait ça le mieux étant un expert sur le sujet (c.-à-d.: 3 :1 ; 4 :1 ; 5 :1). J'ai aussi utilisé la combinaison du Docteur Atkins (riche en lipides et riche en protéines contre faible teneur en glucides) pour produire la cétone et être en mesure de retirer les produits laitiers de ma diète. Cependant je ne compte pas les grammes de glucides de la façon d'Atkins mais plutôt je compte à ma propre façon en comptant le nombre de grammes total de glucides pour enlever le plus de glucides et toutes les sources de glucose pour produire le plus haut niveau de cétones possible pour imiter ce qui arrive dans le corps quand nous avons une forte fièvre ou nous jeûnons. Par conséquent, je ne mangeais pas plus de 20 à 30 grammes de glucides par jour et chaque fois que je mangeais ou buvais, je m'assurais de ne pas avoir un ratio inférieur à 3:1 (préférablement de 5:1) de protéines et de lipides combinés par rapport aux glucides. Soit :

[Lipides+Protéines] : [Glucides].

Pour m'assurer que j'avais en tout temps un niveau minimum de cétones de moyen ou le plus élevé possible, en essayant toujours d'en avoir le plus possible. J'utilisais des bandes pour faire le test d'urine de cétones et sur le diagramme de mon produit le maximum que j'essayais d'avoir est de 80 à 160 ou la couleur la plus foncée sur le diagramme du produit. Chaque produit peut avoir son propre diagramme qui peut varier d'un produit à l'autre et d'une compagnie à l'autre.

Si je voyais que mon niveau de cétones diminuait, alors j'augmentais ma consomption de lipides sous forme d'huile de coco biologique et d'huile TCM (triglycérides à chaîne moyenne) pour augmenter mes cétones. Il ne faut pas avoir peur de manger des lipides sur cette diète. Les lipides de bonne source pour la santé sont le pire ennemi du cancer. Il faut ici se rappeler que dans la section de ma recherche, j'ai mentionné que les cellules cancéreuses ne sont pas capables d'utiliser les lipides et les cétones comme source d'énergie pour se multiplier. Cependant, les bonnes cellules en santé n'ont pas de problèmes à utiliser les lipides pour se multiplier. Alors de cette façon, on nourri les bonnes cellules qui sont en santé et on fait crever de faim les cellules cancéreuses.

Le 7 janvier 2011, lors d'un rendez-vous de suivi chez mon oncologue, il a sentit une masse sur mon sein. Il me dit que c'était une récidive du cancer, que ma bosse était dure, qu'elle ressortait de mon sein et qu'elle était revenue au même endroit que la tumorectomie parce que j'avais refusé la radiation. La bosse était de la taille d'un petit oeuf à ce moment (le chirurgien me dit plus tard que l'oncologue avait écrit dans mon rapport que la tumeur était d'environ 2 cm). L'oncologue me dit aussi que mon cas était très sérieux et que je devais voir rapidement le chirurgien. Le bureau du chirurgien m'appelait déjà pour un rendez-vous alors que je quittais et j'étais encore dans le stationnement du bureau de l'oncologue.

Cependant, je n'avais aucune intention qu'on me pousse vitement chez le chirurgien comme la dernière fois en précipitant les choses et en décidant pour moi. Je voulais donner la chance à ma diète de bien fonctionner car je savais que je commençais à avoir des cétones dans mon urine, que mon corps utilisait les lipides pour son énergie et je venais juste d'épuiser les réserves de glucose dans mon corps. Je répondis donc que je ne pouvais pas prendre de rendez-vous avant le 14 janvier.

Je me suis alors concentrée sur ma diète en mangeant des aliments, des fines herbes et des épices avec des propriétés anticancéreuses. J'ai utilisé des aliments et des suppléments pour augmenter le glutathion et j'ai utilisé des sources de fer, d'iode, d'aminoacides, de nutriments divers et plusieurs antioxydants.

Je me répétais une de mes citations préférées:

"Si quelque chose vaut la peine d'être faite, faites- la avec tout votre cœur." ~Buddha

Je me répétais aussi ce que ma sœur m'avait dit: "Mes cellules se régénèrent dans l'ordre divin." De plus, j'essayais de mon mieux d'éviter tout stress et de dormir le plus longtemps possible dans une pièce sombre et j'utilisais 3mg d'un supplément de mélatonine avant le coucher.

Voici quelques exemples de ce que je mangeais: des olives noires, de l'huile d'olive extra vierge et biologique, de la mayonnaise à huile d'olive extra vierge, de l'huile de noix de coco biologique, des oeufs (pochés, tournés, en omelettes avec un peu d'eau pour les gonfler et des œufs durs), du poulet, de la dinde, les poissons et fruits de mer (en particulier le saumon, l'aiglefin, les crevettes et les sardines avec du jus de citron frais), des algues marines biologiques du Maine, des noix mélangées et des amandes. Je buvais de l'eau bouillie et du thé vert avec du citron frais ou de la menthe pour l'alcaliniser. De plus, de l'eau minérale et de la limonade anti-inflammatoire (recette dans le chapitre 11). J'obtenais mes quelques glucides en mangeant des légumes frais à faible teneur en glucides tels que les choux de Bruxelles, le bok choy, les épinards, les asperges, le chou-fleur, le brocoli, le cresson et le chou frisé.

Pour épicer ma nourriture j'utilisais les ingrédients suivants qui ont, directement ou indirectement, des propriétés anticancéreuses: le citron, le poivre de Cayenne, le persil, le curcuma, l'ail et la poudre d'ail, le cumin, les oignons (ils ont de la quercétine), le cresson, la coriandre, le basilic, le sel de mer non transformé (avec de l'iode et des minéraux), le poivre noir et toutes sortes de piments (ils contiennent de la pipérine), le romarin, le paprika, le safran, le thym, le fenouil, le gingembre, la cardamome et la cannelle. J'utilisais au moins trois d'entre eux à chaque repas.

Je prenais aussi des multivitamines non-synthétiques avec des enzymes, des minéraux et des fines herbes, comme conseillé par mon amie Monique, et tous mes suppléments anticancéreux (voir la liste au chapitre 10). Après avoir lu l'histoire de la vie d'Ann Wigmore, j'ai commencé à boire du jus d'herbe de blé biologique en poudre pour alcaliniser mon corps et afin d'obtenir les aminoacides essentiels. Je prenais également ceux-ci dans la volaille, les noix, les œufs et le poisson.

Mon but était de débarrasser mon corps du plus grand nombre possible de radicaux libres, de toxines et d'allergènes pour ainsi renforcer mon système immunitaire. De plus, pour que les cétones privent le cancer d'énergie et pour ramener mes cellules cancéreuses à des cellules saines.

Vers le 10 ou le 11 Janvier (environ sept jours après le début de ma diète), je commençais déjà à sentir une diminution de ma bosse et elle n'était plus aussi dure qu'auparavant. En même temps que le cancer commençait à diminuer, je ressentais des douleurs et une sensation de succion où j'avais ma bosse. Je ressentais une douleur allant de ma bosse, tout autour de mon sein gauche et vers mon bras. Je ressentais aussi de la douleur où ma bosse était, même à travers mon dos. Cela m'inquiétait mais un ami me rassura en me disant qu'il se pourrait que ce soit un signe que mon système immunitaire faisait son travail contre le cancer. J'ai trouvé par la suite de la documentation expliquant que la douleur, au cours de la guérison des tumeurs, est un phénomène fréquent. [94][95]

Lorsque j'ai commencé à sentir que ma bosse diminuait, je me suis mise à croire que c'était peut-être seulement mon imagination. Je voulais tellement qu'elle disparaisse que c'était peut-être seulement dans ma tête. Pourtant, chaque jour je tâtais mon sein et la bosse diminuait de jour en jour. Je me sentais tellement en forme pendant ma diète et j'étais très heureuse de sentir que ma bosse diminuait aussi rapidement. C'était très excitant. Je souriais tout le temps.

Le 14 Janvier lorsque je revis le chirurgien, ma bosse avait diminuée à un peu plus petit que la taille d'un poids chiche. Le chirurgien me refit donc une échographie et une biopsie et me dit qu'en regardant le sonagramme il n'y avait aucun signe de cancer. Je lui ai demandé si on pouvait voir par l'échographie si les cellules cancéreuses étaient mortes, mais on me répondit que c'était trop difficile à voir et qu'on pouvait seulement me dire si elles étaient oui ou non cancéreuses. La biopsie est également revenue négative et, quelques jours plus tard, la bosse était complètement disparue (environ deux semaines après le début de ma diète). Le chirurgien me dit que le cancer ne pouvait pas rétrécir alors il semblait croire que l'oncologue aurait pu faire une

---

erreur. L'oncologue avait écrit dans sa référence au chirurgien que la taille de ma tumeur était d'environ 2 cm et je n'avais maintenant presque plus rien. Je répondis au chirurgien que je ne doutais pas du tout de mon oncologue et que la bosse était tout simplement disparue.

Le bureau de l'oncologue m'appela pour fixer un nouveau rendez-vous pour refaire une mammographie car mes résultats étaient négatifs. Il semblait avoir du mal à croire que la tumeur était disparue. Je pris la décision de refuser une nouvelle mammographie.

Pour être prudente, je suis restée rigoureusement sur ma diète cétogène pendant deux mois, même si ma bosse était disparue après seulement deux semaines. Je me basais sur la recherche du Dr. Coley. J'avais étudié pendant combien de temps il avait gardé ses patients avec injections de toxines et ceux qui avaient d'énormes tumeurs, étaient en très mauvais état de santé et en danger de mort et qui avaient les pires cas de fièvre, et j'avais découvert qu'en deux à cinq mois ils étaient en rémission. Ceux qui étaient en moins mauvais états de santé étaient en rémission plus rapidement.

Depuis lors, j'ai regagné mon énergie, je vais bien et mène une vie normale. J'ai arrêté de prendre du tamoxifène car ça ne m'avait pas empêché de faire une rechute et je ne prends aucun médicament prescrit. Mon oncologue a inscrit dans mon dossier médical que j'étais en rémission complète avec tous mes tests sanguins dans la gamme normale ainsi que mes fonctions hépatique et rénale étaient aussi normales.

Je n'ai fait aucune restriction calorique durant ma diète ni limité l'apport en liquide. Je mangeais et buvais autant que j'en sentais le besoin. Je m'assurais seulement que tout ce que je mangeais ou buvais n'avait aucuns glucides ou au moins un ratio minimum de 3:1 en visant un ratio de 5:1 ou plus. Soit :
[Protéine+Lipides] : [Glucides totaux].
Mon poids est resté stable, ma peau est devenue plus douce et mon niveau d'énergie à augmenté.

Comme déjà mentionné, je suis restée sur ma propre version de la DIÈTE CÉTOGÈNE CANTIN pendant deux mois la première fois pour faire disparaitre le cancer. Ensuite j'ai commencé à utilisé ma diète préventive, qui est fondamentalement la même que celle que j'ai utilisé pour faire disparaitre le cancer, sauf que je ne garde pas le rapport cétogène aussi strict d'auparavant et je peux maintenant manger plus des glucides contenus dans ma liste d'aliments permis. J'essaie toujours d'éviter les aliments de ma liste d'aliments interdits. J'ai aussi ajouté quelques autres aliments comme les patates douces et certains fruits mais surtout les baies et les fruits frais qui contiennent le plus d'antioxydants et le moins de sucre. J'évite toujours, autant que je le peux, la viande rouge, le pain, les pâtes, les céréales, le sucre, les produits laitiers, le soja, les aliments transformés et les OGM mais j'augmente la consommation de glucides provenant des légumes frais.

J'essaie d'équilibrer mes hormones naturellement pour augmenter mes hormones anti-cancérigènes avec de la nourriture, des vitamines et des suppléments. J'ai fait les tests d'urine hormonale de 2/16 et 24 heures et les résultats étaient soit normaux ou presque normaux. J'ai utilisé beaucoup d'informations pour équilibrer mes hormones provenant du livre *Knockout* [96] et l'entrevue avec le Dr. Wright. J'ai utilisé des outils comme une diète à faible teneur en glucides (sucre), de l'iode provenant d'algues biologique, j'ai consommé des légumes verts à feuilles, des légumes crucifères (au moins trois fois par semaine), des suppléments comme SAM-e, la vitamine B12, l'acide folique, la bétaïne, j'ai fait de l'exercice, et plus encore.

Tous les six mois je refais ma diète cétogène pendant environ vingt jours afin de prévenir les récidives. Comme le cancer est disparu après environ ce temps, j'en ai déduit que cette durée serait efficace. De plus, le Dr. Geyelin a observé que la meilleure période de jeûne pour ses patients épileptiques était de vingt jours.

J'essaye aussi de contrôler mon stress et de faire de la méditation. J'aime beaucoup Wayne Dyer pour m'aider avec la méditation et la respiration pour relaxer. Je pense plus à moi et à mes besoins et je dis non aux autres si je ne peux pas. J'essaye d'avoir une bonne balance entre mon corps physique, ma nourriture, mon corps émotif et mon corps spirituel. J'essaye aussi d'avoir la paix dans mon âme.

Voici quelques pensées qui me motivent chaque jour ...

***

L'esprit est tout. Ce que vous pensez, vous le devenez.~Bouddha

***

Là où règnent force intérieure et confiance en soi, disparaissent méfiance peur et doute.~Bouddha

***

Dans la vie, rien n'est à craindre, tout est à comprendre. ~ Marie Curie

***

CHAPÎTRE HUIT

Mon fils, le diabète de type 1 et ma propre version de la diète cétogène

De retour à mon fils et au diabète de type 1 et maintenant armée de ma diète Cétogène sans allergène, sans produit laitier, sans soja, etc.

En Août 2011, j'ai essayé ma diète pour mon fils qui souffre du diabète de type I. Sans commencer par un jeûne (puisque je savais déjà que le jeûne lui permettait d'arrêter complètement de prendre de l'insuline), j'ai mis mon fils sur ma propre version de la diète cétogène. La même version que j'ai utilisée pour faire disparaître ma tumeur. Contrairement à la diète cétogène classique, ma version a permis à mon fils de manger sans prendre de bolus d'insuline pour sa nourriture et il n'a pas eu besoin de correction d'insuline car la glycémie restait stable, dans les 100 mg/dl.

Du moment où il a commencé à avoir des cétones, il avait seulement besoin d'insuline basale mais d'aucun bolus d'insuline pour la nourriture. De plus, le besoin d'insuline basale continuait à diminuer graduellement et à ma grande surprise la glycémie restait toujours stable.

J'ai aussi observé que lui faire boire de l'eau purifiée et alcaline (eau du robinet qui est passé par un filtre à eau pour éliminer les métaux et le chlore, puis ensuite alcalinisée dans un ioniseur d'eau alcaline portatif) faisait baisser le taux de glycémie. Je trouve cela très intéressant parce que dans le livre *The Ketogenic Diet*[97], il est dit que l'administration d'un excès d'eau (eau du robinet qui est non purifiée et non alcaline mais acide) peut causer des crises d'épilepsie et mentionne la nécessité de limiter l'apport des liquides avec la diète cétogène traditionnelle.

On aborde également les idées erronées qui suggèrent que l'eau influence le niveau de sodium et dilue les cétones dans l'urine. Ce qui n'affecte pas du tout en réalité les cétones dans le sang, ni le niveau de cétones au cerveau.

Je me demande plutôt à ce sujet ce qu'il en est de la recherche scientifique sur les effets toxiques du chlore et du fluor dans l'eau et les liens à la maladie d'Alzheimer (MA) et les effets négatifs que ces toxines ont sur le cerveau? [98] [99] [100] [101] [102] [103]

De plus, qu'en est-il du fluorure étant identifié comme affaiblissant le système immunitaire; causant des réactions de type allergiques; des malformations congénitales, des dommages génétiques, et étant susceptible d'aggraver l'insuffisance rénale, le diabète et l'hypothyroïdie? [104]

Je n'ai pas limité ma propre consommation de liquides en faisant ma diète cétogène, ni restreint l'apport de liquide pour mon fils. Cependant, j'ai contrôlé la qualité des liquides qui entraient dans nos corps. J'ai utilisé un filtre à eau que j'ai acheté pour environ quarante-neuf dollars et qui élimine ou réduit le plomb, le mercure, le benzène, l'amiante, les pesticides, les herbicides, le chlore, les sous-produits de chloration, les produits pharmaceutiques et les kystes microbiens. Puis j'ai mis l'eau filtrée dans un ioniseur d'eau alcaline portatif pendant trois minutes pour rendre l'eau plus alcaline ou en autre terme, pour que l'eau est plus d'oxygène et soit moins acide.

J'ai observé que la consommation de cette eau filtrée et alcalinisée faisait chuter le glucose dans le sang de mon fils après en avoir bu seulement un ou deux verres.

Je tiens aussi à souligner que plus tôt, lorsque j'ai décrit notre tentative de jeûne, l'eau du robinet, qui n'était ni filtrée, ni alcaline, avait élevée la glycémie de mon fils. Pendant le jeûne, j'ai recommencé à utilisé du soda diète au gingembre plutôt que l'eau du robinet pour réduire à zéro le besoin d'insuline de mon fils (comme lorsqu'il avait été hospitalisé).

Mon fils utilise une pompe à insuline. Dès qu'il a commencé à avoir des cétones dans ses urines, avec ma version de la diète cétogène, le taux de base a dû être baissé graduellement jusqu'à ce qu'il soit de 0,5 unité par heure d'insuline à courte action. Il mangeait sans avoir besoin d'aucun bolus d'insuline pour sa nourriture ni de bolus de correction parce que la glycémie restait stable en tout temps en faisant ma diète. Après une semaine il avait presque complètement éliminé le besoin d'insuline basale, avec seulement un taux minimal de base. C'était un résultat phénoménal après un si court laps de temps. Toutefois, il a recommencé à manger des glucides et les corps cétoniques ont rechuté. Il me demandait, suppliait de lui accordé une pause dans la diète parce que c'était trop difficile pour lui de suivre cette diète restrictive.

Malheureusement, il n'a pas la discipline que j'ai. Il est diabétique depuis l'âge de deux ans et je n'avais aucune idée combien de temps il lui faudrait sur ma diète pour que son corps recommence à produire des cellules bêta à nouveau, comme suggéré dans le document de recherche intitulé "Research shows promise in reversing Type 1 diabetes".[105] Dans ce document de recherche avec les souris, on injecte des toxines du vaccin contre la tuberculose appelé BCG et on démontre qu'on guérit le diabète de type 1.

Finalement, les conclusions de cette étude scientifique révèlent aussi ce qui suit: "Les résultats contredisent un paradigme essentiel de la thérapie pour le diabète qui se base sur la croyance qu'une fois que les cellules bêta sécrétrices d'insuline du pancréas ont été détruites, elles sont détruites à tout jamais. En raison de cette croyance, aujourd'hui la plupart des recherches se concentre seulement sur l'utilisation de vaccins pour prévenir la destruction des cellules, en premier lieu, ou sur l'utilisation des greffes de cellule bêta pour remplacer les cellules détruites. Les nouveaux résultats scientifiques, cependant, démontrent que même chez les patients atteints de diabète de type I depuis très longtemps, le corps conserve tout de même le potentiel de restaurer la fonction du pancréas si les docteurs peuvent trouver comment bloquer les parties du système immunitaire qui attaquent et détruisent les cellules bêta. "

Je sais maintenant que j'ai trouvé le moyen d'imiter les résultats du jeûne dans le corps de mon fils en utilisant ma propre version de la diète cétogène. Un autre fait très important est que, contrairement au traitement avec jeûne du docteur Allen, comme ma diète imite le jeûne en éliminant les allergènes et toxines, il n'est pas nécessaire d'avoir des restrictions caloriques. Mon fils pouvait manger autant qu'il voulait et sa glycémie restait dans les 100 et descendait graduellement plus bas par elle-même après les repas, et ce dès le début. C'était tellement étonnant et emballant de constater ceci.

Le comportement et l'humeur de mon fils c'étaient également améliorés pendant cette semaine, il était complètement différent. Les résultats de ses tests A1c avaient également diminués, même durant seulement une semaine.

***

Il semble que ceci pourrait empêcher la réaction auto-immunitaire qui détruit les cellules bêta. Rappelez-vous, lorsque j'ai décris plus tôt que mon fils avait été malade et ensuite hospitalisé, c'était comme s'il avait été guéri du diabète pendant trois jours après avoir eu de la fièvre et des vomissements avec de larges cétones. Cette hypothèse doit être prouvée et, si tel est le cas, cela signifie que ma version de la diète cétogène empêche la réaction auto-immunitaire qui détruit les cellules bêta. Cela pourrait permettre la restauration des fonctions du pancréas, que les études scientifiques démontre possible. Cette recherche semble également concorder avec ce qui est arrivé à mon fils, alors j'ai confiance que ce sera le cas.

Si ceci est prouvé, cela signifie que ma version de la diète cétogène peut être utilisé comme traitement naturel contre le diabète de type I et cette diète cétogène est disponible immédiatement sans aucune intervention chirurgicale. Ce n'est que le début ...

NOTES IMPORTANTES:

Les résultats démontrés avec mon fils donnent de l'espoir aux diabétiques de type I qui ont développés des anticorps à l'insuline et à ceux qui éprouvent une résistance extrême à l'insuline - ceux qui sont sur des centaines d'unités d'insuline par jour et ne peuvent toujours pas diminuer leur taux de glycémie. Ils ont désormais une alternative en utilisant ma diète cétogène.

Ma version de la diète cétogène est la seule, à mon avis, qui est exempte de produits laitiers, de principaux allergènes et de toxines. Par conséquent, il est très important de noter que toutes les recherches publiées ainsi que les tests sur les diètes cétogènes ont probablement été menés en admettant les produits laitiers et autres allergènes et toxines autorisés dans ces diètes. Cela pourrait avoir influencé les résultats de ces études. De plus, cela pourrait aussi faire une différence pour les patients épileptiques ou avec autres maladies pour qui la diète cétogène traditionnelle n'aurait pas fonctionné.

Il y a beaucoup de recherches qui démontrent que les produits laitiers peuvent être mauvais pour la santé des patients atteints de cancer, des patients atteints de SEP, des patients épileptiques, des patients diabétiques, et atteints d'autres maladies. Si les allergies aux produits laitiers, aux protéines de bœuf, alimentaires ou autres anticorps peuvent provoquer une telle réaction à l'intérieur de notre corps, nous devrions rester loin de ces aliments pour être en mesure d'imiter le jeûne lors d'un régime cétogène pour la guérison. Je l'ai démontré chez mon fils et dans mon propre cas. De plus les nouvelles études scientifiques démontrent que les allergènes augmentent le taux de glycémie, et cause le corps de devenir plus acide, ce qui supporte mes résultats.

***

Je termine ce chapitre avec les paroles d'une dame que j'admire grandement:

"Les résultats sont indiscutables. Je n'argumente jamais avec de bons résultats. "~ Charlotte Gerson

CHAPÎTRE NEUF

Formule mathématique pour plus de logique et pour démontrer qu'on peut remplacer les injections de toxines/fièvre/maladie par la Diète Cétogène Cantin

Pour le cancer et le diabète de type I, j'ai décidé de créer une formule mathématique pour prouver logiquement mon raisonnement. En raison des similitudes entre ce qui est arrivé à mon fils lorsqu'il était malade avec une forte fièvre (jeûne) puis ensuite être complètement sans insuline durant trois jours, et les résultats des patients du Dr. Coley qui étaient malades avec une forte fièvre (jeûne) qui parfois obtenaient une rémission du cancer, je suis arrivée à une formule mathématique pour démontrer comment produire la rémission sans fièvre et sans jeûne, à l'aide de cétones et une diète cétogène optimisé pour la santé.

J'ai commencé avec les études scientifiques du Dr. Warburg, car il a gagné le prix Nobel pour sa découverte sur le cancer. Ensuite, j'ai essayé de voir si je pouvais trouver un lien entre les résultats scientifiques du Dr. Warburg (qui ont démontrés que le glucose nourrit le cancer) et les résultats du Dr. Coley et ses expériences pratiques qui ont guéri ses patients en produisant parfois une rémission du cancer. Alors, ce qui supprime la fermentation du sucre (ou glucose) est alors égale à la rémission (parfois). Cela à la fois pour les patients du Dr. Coley atteints de cancer et pour mon fils ayant le diabète de type I. Pour mon fils cela a éliminé le besoin d'insuline ou si vous préférez l'a réduit à rien.

Alors:

<u>X – GLUCOSE = RÉMISSION (PARFOIS)</u>

La variable X avec les patients du Dr. Coley peut être soit la MALADIE (jeûne) causée par les toxines OU peut la FIÈVRE OU les DEUX.

<u>Donc:</u>

<u>MALADIE (jeûne) et /ou FIÈVRE (jeûne) - GLUCOSE = RÉMISSION (parfois)</u>

Nous avons la preuve, tel que discuté précédemment, avec références à l'appui, que: la

MALADIE (jeûne) et la FIÈVRE (jeûne) sont associés à des corps cétoniques; le jeûne produit des cétones, et la diète cétogène, qui imite le jeûne produit également des cétones.

Nous avons également déterminé que l'ACÉTONE (qui est un des corps cétoniques) et que la FIÈVRE sont des symptômes de la maladie (jeûne) qui sont tous deux reliés un à l'autre et peuvent donc créer une boucle fermée (c'est à dire, un cercle vicieux car plus il y a d'acétone, plus il y a de fièvre et vomissements, et plus il y a de fièvre, plus il y a d'acétone et ainsi de suite). [106] De plus, la perte d'appétit accompagne généralement la fièvre. [107]

Cela signifie que l'acétone est reliée à la fois à la maladie (jeûne) et à la fièvre. L'acétone est également liée à la soustraction du glucose dans le corps, car c'est l'une des trois sources de corps cétoniques (avec l'acétoacétate et le bêta-hydroxybutyrate). La présence de cétones indique que le corps brûle les lipides pour l'énergie plutôt que le glucose.

En d'autres termes, nous pouvons donc dire que:

MALADIE (jeûne) = corps CÉTONIQUES

FIÈVRE (maladie et jeûne)= ACÉTONE (maladie et jeûne)

ACÉTONE= corps CÉTONIQUE

Diète cétogène ou jeûne = corps Cétoniques

Nous pouvons donc ensuite remplacer la MALADIE (jeûne) par les CÉTONES dans l'équation, et la FIÈVRE par l'ACÉTONE :

Corps Cétoniques (jeûne) et/ou ACÉTONE – GLUCOSE = RÉMISSION (parfois)

Corps Cétoniques peuvent aussi être remplacés dans la formule par diète cétogène.

DIÈTE CÉTOGÈNE (qui imite le jeûne) et/ou ACÉTONE – GLUCOSE = RÉMISSION (parfois)

Cette formule peut désormais être appliquée à la fois au diabète de type I et au cancer, et peut également être appliquée à d'autres maladies.

Cependant, il reste à expliquer le «PARFOIS» dans ma formule. Pourquoi y avait-il rémission seulement parfois pour les patients du Dr. Coley et non pas tout le temps? Examinons certains points importants pour apporter la logique au tout et pour démontrer que la rémission dépend de la diète selon les besoins individuels de chaque personne ou du jeûne...

A) Dans les études du Dr. Coley, j'ai lu que parfois l'injection de toxines pouvait tuer le patient, probablement en raison de la forcce de la dose des toxines. Et si elles n'étaient pas assez fortes? Il pouvait ne pas avoir assez de cétones ou ne pas avoir de cétones dutout.

B) Dans l'étude du cas de mon fils pour le diabète de type I, j'ai démontrai que les allergènes doivent être également pris en considération. J'ai démontrai que, dans son corps, la diète cétogène traditionnelle n'a pas imité le jeûne car il peut être complètement sans insuline durant le jeûne et a dû être remis sur l'insuline lors du début de la diète cétogène traditionnelle qui est élevée en produits laitiers (même s'il avait le taux de cétones désirées). Cependant, comme je l'ai déjà expliqué, une fois sur ma diète cétogène modifiée sans allergènes majeurs (y compris sans produits laitiers) et avec le moins de toxines possible, il a réussi à éliminer progressivement le besoin d'insuline et à pouvoir manger un apport calorique quotidien normal sans avoir besoins d'insuline pour la nourriture.

En contraste avec la diète cétogène traditionnelle, ma diète cétogène sans allergènes imite le jeûne dans son corps. Ne manger que la nourriture permise dans ma version de la diète cétogène diminue le besoin d'insuline dans son corps, même sans avoir des cétones (la diète cétogène classique ne fait pas cela et au contraire elle augmente la glycémie). Ceci est une indication que ma diète cétogène, sans allergènes, travaille en harmonie avec les cétones dans son corps et que les allergènes affectent la glycémie et peuvent être la cause de l'échec de la diète.

C) Dans l'étude scientifique du Dr. Coley: "Un facteur qui revient encore et encore en lisant les récits des patients atteints de cancer qui ont réagit très positivement aux toxines du Dr. Coley, est le jeûne. En effet le premier patient du Dr. Coley a eu une incidence de sarcome dans son cou et ses amygdales. En fait, il est dit que le patient était en danger de mourir de faim. Après plusieurs tentatives, le Dr. Coley a réussi à le contaminer avec une souche virulente de Streptococcus. Il a développé une anorexie sévère, des vomissements et une forte fièvre et sa tumeur a commencé à diminuer presque immédiatement. "[108]

D) Dans mon propre cas, la récidive de ma tumeur cancéreuse était complètement disparue en environ deux semaines avec ma propre diète cétogène. Mon but était d'avoir le maximum de cétones, tout comme celles produites par une forte fièvre. J'ai essayé d'éviter tout ce qui pourrait affecter négativement mon corps pour libérer mon système immunitaire (pas d'allergènes et de toxines). Tout comme lorsqu'on jeûne, quand on ne mange pas du tout, pour que rien provenant des aliments ne puisse avoir un impact négatif sur mon corps.

E) Le docteur Max Gerson a également expérimenté avec les toxines de Coley combinées avec la diète Gerson pour certains de ses pires patients lorsque le régime alimentaire seul ne suffisait pas ou ne produisait pas de rémission du cancer. Avec quelques exceptions, la diète de Gerson est également exempte d'allergènes majeurs. On voit ici le parallèle avec ma méthode (diète sans allergènes et toxines avec protéines et lipides qui produisent des cétones sans avoir besoins d'injections de toxines) et la diète de Gerson sans allergènes combinée avec les injections de toxines qui causaient la maladie et produisaient la fièvre et les cétones. Les cétones et la fièvre sont des symptômes de la maladie. Pour les patients de Gerson, on ne connait cependant pas le rapport précis des fruits (fructose) dans la diète par rapport aux légumes faibles en glucides que les patients ingéraient et le niveau de cétones dans l'urine ou le sang. Cela pourrait affecter les résultats. Les produits laitiers dans la diète de Gerson n'étaient pas permit avant six à huit semaines après le début de la diète et étaient même limités après. En examinant les résultats des patients de Coley et mon propre cas, certains patients de Gerson auraient eu assez de temps pour être en rémission après six à huit semaines sans produits laitiers. Cependant, dans le cas des patients de Coley qui étaient dans le plus mauvais état de santé, il a fallu environ deux à cinq mois pour être en rémission. Donc, si les patients de Gerson en très mauvais état qui prenaient plus de six à huit semaines pour guérir avaient une allergie aux produits laitiers, ou autres cela aurait pu affecter négativement la glycémie, et affecter les résultats des patients de Gerson négativement.

F) Les successeurs de Gerson, qui utilisent les toxines de Coley avec une version modifiée de la diète Gerson, utilisent les produits laitiers de culture dès le début de la diète. Ils sont incapables de reproduire de manière cohérente les bons résultats de

Gerson (50 cas), qui ont été publiés dans la monographie de Gerson avant sa mort.

G) Dans la diète et jeûne du Dr. Allen avant la découverte de l'insuline pour les cas de diabète de type I, les patients consommaient des produits laitiers, des céréales et des fruits (fructose/glucose). Ils ne pouvaient pas avoir une diète avec un apport calorique quotidien normal; ils devaient être privé de nourriture (environs seulement 400 calories par jours) et ne mangeaient presque rien avant que l'insuline soit découverte. S'ils mangeaient trop, ils devaient retourner au jeûne jusqu'à ce que la glycémie redescende à la normale avant de pouvoir recommencer à manger. Ce n'est pas le cas pour mon fils avec ma diète cétogène sans allergènes (y compris sans produits laitiers), avec laquelle il peut manger autant qu'il veut avec une glycémie stable. Ceci est une indication que le traitement du Dr. Allen n'imitait pas le jeûne et que ma diète imite le jeûne. C'est aussi une indication de plus que le type d'aliments que nous mangeons et les allergènes compte et peuvent faire une grande différence pour notre santé.

H) Le Dr. Nicholas Gonzalez utilise la diète Atkins pour certains de ses patients atteints de cancer mais cela ne fonctionne pas pour tous. Ceci semble être causé par différents allergènes dans la nourriture affectant différemment certaines personnes. Voici une citation importante du Dr. Gonzalez :

"Kelley différait de quelques-uns des praticiens alternatifs qui traitaient le cancer, comme Gerson, qui a précédé Kelley, qui avait un seule diète pour tout le monde. L'une des innovations de génie de Kelley, que vous connaissez, parce que je sais que vous croyez au modèle métabolique, est que différentes personnes ont besoin de diètes différentes. Lorsque j'ai rencontré Kelley, il avait dix diètes de base qu'il utilisait et qui allaient du pur végétarien, aux noix et graines, aux aliments crus, à la viande rouge trois fois par jour, tout comme la diète Atkins. Il avait dix diètes de base et 90 variations enregistrées dans son ordinateur. Son opinion était que différentes personnes avaient besoin de différents types de traitement contre le cancer. Son programme et notre programme d'aujourd'hui ont trois éléments de base: la diète individualisée, les programmes de supplément individualisés avec de fortes doses d'enzymes, et le troisième composant est une désintoxication de routine. "[109]

I) Dans le livre intitulé *Breakthrough*, il y a une citation qui indique que la diète utilisée avant la découverte de l'insuline n'était pas en harmonie avec les cétones pour les diabétiques de type I, car cette diète ne reproduisait pas le même résultat que le jeûne.

"L'alimentation à base de crème, d'œufs, de biscottes de son, de légumes bouillis trois fois pour les purger de leurs glucides, aucun desserts ni pain ... Le moins de nourriture, le plus de vie ... Mourir de faim pour survivre ".[110]

En majorité, ils ne les gardaient pas en vie pendant plus de dix-huit mois avec 400 calories par jour sur cette diète (s'ils survivaient à la diète). Dans ce livre, une diète de 2000 calories par jour était désormais de 400 calories par jour pour Elizabeth Hugues (elle n'avait que douze ans). Les patients étaient nourris d'allergènes, de produits laitiers, de crème et de céréales de son.

Par conséquent, il ressort des études de cas et de ma propre expérience, ainsi que celle de mon fils, que le "parfois", en référence à la rémission du cancer et du diabète de type I et autres maladies, quand il s'agit de diète cétogène OU de la fièvre par les toxines, peut être expliqué en fonction du choix des aliments dans la diète selon les besoins individuels ou du jeûne qui élimine les allergènes et toxines. Voici les résultats possibles selon les études de cas et mes propres expériences:

1. On obtient des résultats positifs avec:
Le jeûne dans la mesure où il n'y a pas d'allergènes ou de toxines dans l'apport des liquides OU avec une diète cétogène qui est exempte d'allergènes/ toxines et imite les résultats du jeûne.
2. On obtient des résultats négatifs avec une diète qui n'imite pas les résultats du jeûne. Une diète avec des allergènes (qui affectent la glycémie négativement) et de toxines ET/OU une alimentation avec suffisamment de glucose pour interférer avec les corps cétoniques.

Maintenant, nous allons ramener ma formule mathématique et y ajouter les dernières conclusions:

Corps CÉTONIQUES (jeûne ou diète cétogène) et/ou ACÉTONE – GLUCOSE = RÉMISSION (lorsqu'il y a jeûne avec apport de liquides sans allergènes/toxines OU avec une diète cétogène sans allergènes/toxines qui imite le jeûne)

***

NOTE IMPORTANTE: Le tout relie maintenant ma diète cétogène à l'immunothérapie.

CHAPÎTRE DIX:

LA DIÈTE CÉTOGÈNE CANTIN:
comment faire la diète

Encore une fois, un rappel que cette diète ne devrait être faite que sous surveillance médicale.

J'ai modifié la diète cétogène traditionnelle en utilisant les livres du Dr John M. Freeman et du Dr Robert C. Atkins, comme mentionné précédemment.

Une diète cétogène est une diète qui est censée imiter le jeûne et qui permet à notre corps de brûler les lipides plutôt que le glucose pour sa source d'énergie. J'utilise la combinaison du model d'Atkins à forte teneur en protéines et lipides et à faible teneur en glucides. Soit: **[lipides+Protéines] : [glucides]** pour produire les cétones. Cela m'a permis de supprimer les principaux allergènes de la diète, tels que les produits laitiers, le soja, les céréales, etc. Ceci est différent de la diète cétogène traditionnelle. On doit manger au moins 1gr de protéine par kg de poids corporel par jour pour garder les muscles en bonne santé.

La diète cétogène traditionnelle utilise la combinaison du model: **[lipides] : [protéines+glucides]** pour produire les cétones et utilise beaucoup de produits laitiers et divers allergènes (à moins que le patient avise le médecin qu'il a des allergies). Avec la diète cétogène traditionnelle, les protéines sont également limitées et ne doivent pas être supérieures à environ 1 gramme par kilogramme de poids. Ce qui n'est pas le cas pour la diète cétogène Cantin, qui ne limite pas les protéines mais on fait cependant le test des cétones pour nous guider pour savoir si on doit augmenter les lipides. La diète d'Atkins utilise aussi beaucoup de produits laitiers et divers allergènes. C'est pourquoi j'ai créé ma propre version de la diète que j'ai optimisée pour la santé, en supprimant la plupart des allergènes et toxines pour obtenir les meilleurs résultats possibles. Tous les allergènes supplémentaires connus devraient également être retirés de l'alimentation. J'utilise également les ratios du Dr John M. Freeman - un minimum de ratio de 3:1, mais visant un ratio d'au moins 5:1. Je compte les glucides par la **quantité totale (non pas par le montant net des glucides)**, afin d'éliminer le plus de glucides possible contrairement à la diète d'Atkins, qui va par le montant net des glucides. Je voulais produire des niveaux élevés de cétones similaires au corps cétoniques produits quand une personne est malade avec une forte fièvre. Je ne mangeais pas plus de 20 à 30 grammes de quantité totale de glucides par jour pour atteindre ce niveau élevé de cétones (moins de 20 grammes pour un non-végétalien et jusqu'à 30-40 grammes pour un végétalien).

J'ai éliminé les produits laitiers, la viande rouge, le soja, le blé, les céréales, le sucre et le fructose (à l'exception de quelques baies) de ma diète et mon apport en lipides était principalement de sources saines comme l'huile d'olive extra vierge biologique, l'huile de noix de coco extra vierge biologique, en raison de leurs avantages sur le système cardio-vasculaire, le cholestérol, les propriétés anti-cancer, et leurs avantages pour autres maladies. [111] [112]

LISTE DES ALIMENTS INTERDITS:

Alcool
Aliments transformés
Mais
Canola
Céréales et le Blé
Croustille
Eau (du robinet sans filtre avec chlore, métaux, fluorure et autres toxines)
Fruits (excepté les bleuets, les mûres, et les framboises en très petite quantité)
Huiles Végétales (incluant l'huile de canola)
Organisme génétiquement modifié (OGM)
Produits laitiers (beurre, lait, crème, fromage, yaourt, margarine, lactosérum, caséine, hormones bovine de croissance etc.)
Riz
Sel traité
Soya
Sucre/fructose/polyols/polyalcool/glycol
Viande rouge (boeuf et veau en cas d'allergie à la sérumalbumine bovine)

***IMPORTANT: Ajouter à la liste d'aliments interdits tout aliment étant un allergène connu ou aliment qui provoque des réactions négatives dans le corps de la personne qui fait cette diète.

Essentiellement, je mangeais des aliments frais biologiques avec aussi peu que possible de glucides/glucose, aucun aliment traité avec ingrédients inconnus, aucun allergène majeur et le moins possible de toxines.

LISTE DES ALIMENTS PERMIS:

Algues biologiques (kombu, dulse, spiruline, etc.)
Amandes
Beurre de cacao biologique
Bicarbonate de soude ou potassium
Bouillon de poulet ou de légumes, biologique et à
      faible teneur en sodium
Citron et Lime (Frais)
Dinde
Eau Minérale
Épices (curcuma/curcumin, gingembre, ail, poivre,
      etc.)
Farine d'amande et de noisette
Fines Herbes (coriandre, persil, etc.)
Fruits de mer
Huile de coco extra vierge et biologique
Huile d'olive extra-vierge biologique
Huile de graines de cumin noir bio
Lait aux amandes, non sucré
Lait de coco, non sucré
Légumes (surtout faible en glucides et dans la
      famille des crucifères/brassicacés)
Oeufs biologiques (pochés, fris, omelettes, dures)
Mayonnaise
Noix et graines
Poisson (surtout saumon, aiglefin, sardines)
Poulet
Protéines en poudre (cétogène, à base de plantes
      sans allergènes à base de protéines de pois,
      de canneberge, chanvre, et Triglycérides à
      chaîne moyenne (TCM)

Sel de mer non transformé (soit rose ou gris)
Stévia 100% naturel
Thé vert
Triglycérides à chaîne moyenne (TCM)

***NOTE : L'eau doit être filtrée (pour enlever le chlore, les métaux, le fluorure et autres toxines) ou au moins bouillie et préférablement alcalinisée par soit un système de purification d'eau à osmose inverse avec minéralisation ou en utilisant un ioniseur d'eau portable ou autres méthodes.

***

Je bois de l'eau bouillie avec du citron, de l'eau minérale, de l'eau filtrée/alcaline, de la limonade anti-inflammatoire (voir recette dans le chapitre 11), ou du thé vert décaféiné avec citron ou menthe.

Je bois aussi deux onces de jus d'aloès (non sucré) de deux à trois fois par jour. J'ai choisi une marque particulière, biologique, parce qu'elle avait moins d'un gramme total de glucides. De plus, je prends de l'herbe de blé biologique en poudre tout les jours car c'est très alcalin et à cause de sa teneur en aminoacides et nutriments. Les suppléments du Dr. Burzynski sont également riches en aminoacides.

Je mange mes quelques glucides en provenance de légumes crucifères frais de préférence biologique et autres légumes à faible teneur en glucides comme les choux de Bruxelles, le bok choy, les épinards, les asperges, le chou-fleur, le brocoli, le cresson, le chou frisé, et les salades mixtes, etc.

Pour épicer ma nourriture, j'utilise des épices et fines herbes avec bénéfices anticancéreux qui renforce le système immunitaire. Par exemples: le citron, le poivre de Cayenne, le persil, la menthe, le curcuma/curcumin, l'ail et le sel d'ail, le cumin, les oignons, les olives, le cresson, la coriandre, le basilic, le sel de mer non transformé avec iode et minéraux, le poivre noir, le romarin, le paprika, le safran, le thym, le fenouil, le gingembre, la cardamome et la cannelle. J'utilise au moins un minimum de trois de ces épices et fines herbes à chaque repas.

Au lieu de faire des lavements au café, comme certains choisissent de le faire, j'ai choisi de faire le Détox de mon corps de manière différente. J'ai utilisé la pectine d'agrumes modifiée pour un détox tout en douceur avec une combinaison d'aliments naturels et de suppléments. Je me suis assurée de prendre une tasse d'eau tiède avec du citron frais tous les matins, durant la journée, et avant de me coucher. J'utilise le curcuma/curcumin et le citron frais pour le foie, le persil frais pour les reins, la coriandre et les algues marines pour éliminer les toxines. J'ai aussi utilisé un supplément de SAM-e, pour stimuler la glutathion transférase.

Les algues marines bios du Maine, que je mange comme collation, me donnent aussi du fer et de l'iode. Le fer est lié à l'oxygène et l'iode stimule les hormones œstrogènes anti-cancérigènes.

J'ai utilisé certains suppléments seulement durant la diète initiale et d'autres je les prends encore tout les jours. Le supplément de l'infirmière Renée Caisse (pendant trois mois), une multivitamines biologiques avec des fines herbes, (y compris la spiruline, le scutellaire chinois, des minéraux et des enzymes), une autre multivitamine organique (avec des enzymes systémiques et digestives, des extraits de nourriture crue, du CoQ10, de l'iode, des fines herbes, etc.), du thé vert, de la n-acétyl-cystéine (NAC), de la spiruline, de la chlorelle, des algues marines, de l'astragale, des champignons comme le rishi, de l'astaxanthine, de la quercétine, et du diindolymethane (DIM).

Certains inhibiteurs de la COX-2 (anti-inflammatoires) que j'ai pris inclus le curcuma/ curcumin, la mélatonine (je dors dans une chambre très sombre pour stimuler la mélatonine), de la pectine d'agrumes modifiée), de la vitamine C, de la quercétine et du resvératrol.

***

NOTE POUR LES VÉGÉTALIENS:

Vous pouvez également faire cette diète si vous êtes végétalien en utilisant la liste des aliments permis et ce qui suit:

Farine d'amande ou de noisette avec au moins un ratio cétogène d'un minimum de 3:1 pour les protéines et lipides combinés par rapport au total de glucides.

Beurre de cacao et beurre d'amande.

Légumes avec beaucoup de protéines tels que les épinards, les artichauts, les choux, etc.

Le cresson qui est plein de nutriments et faible en glucides.

Poudre de protéine, 100% végétal crue, sans allergène et cétogène. Il s'agit d'une protéine à base de plantes, sans gluten, sans sucre, sans lait, hypoallergénique, sans OGM, enrichi d'huile de noix de coco et à base de protéines de pois, de protéine de canneberges, de protéine de chanvre, et de triglycérides à chaîne moyenne (TCM). Avec un ratio cétogène de plus de 18:01. Vous pouvez utiliser le shake de protéines si vous avez faim entre les repas ou en soirée (notamment ce genre pour son ratio cétogène).

Mayonnaise végétalienne faite maison, comme par exemple avec des noix de cajou, d'amandes, d'huile d'olive, de vinaigre de cidre de pomme, d'ail, de jus de citron et de sel de mer santé ou bien de la mayonnaise acheté en magasin sans GMO, sans Soja, sans produits laitiers et sans gluten.

Les huiles figurant sur la liste d'aliments permis (coco et olive) et l'huile TCM (triglycérides à chaîne moyenne) à chaque repas.

Le vinaigre de cidre de pommes bio 3 fois par jour car cela augmente la cétone dans l'urine.

JOUR 1	Exemple de menu végan
Petit déjeuner	Au moins 2 portions de poudre de protéines à base de plante (21g de protéine + lipides et 2g de glucides); 1 morceau d'avocat tranché (3 g de glucides). 1 tasse de lait d'amande=1 g de glucides.
Collation	Amandes (1/4 tasse = 5 g de glucides) ou des graines
Repas du midi	Au moins 2 portions de poudre de protéines à base de plante (40g de protéine+ lipides et 2 g de glucides); salade d'épinards frais (2 tasses = 2 g de glucides); beurre de cacao brut = zéro glucide
Collation	Algues marines (3 g de glucides)
Repas du soir	Au moins 2 portions de poudre de protéines à base de plante (40g de protéine+lipides et 2g de glucides), asperges (1/2t =2g glucides); salade verte (2t =2g de glucides); olives noires 2 g de glucides/10 olives

JOUR 2	Exemple de menu végan
Petit déjeuner	1 portion de poudre de protéines à base de plante (20g de protéine + lipides et 1g de glucides); Crêpe(s) à la farine d'amande.
Collation	Beurre de cacao (0= glucides)
Repas du midi	1 portion de poudre de protéines à base de plante (20g de protéine+ lipides et 1g de glucides); œufs végan, légumes à faible teneur en glucides
Collation	Algues marines (3g de glucides)
Repas du soir	Olives noires, Mayo végan, noix, légumes à faible teneur en glucides comme salade, beurre de cacao bio, 1 portion de poudre de protéines à base de plante (20g de protéine+lipides et 1g de glucides).

JOUR 3	Exemple de menu végan
Petit déjeuner	Shake(s) de protéines, 1 portion de poudre de protéines à base de plante pour (20g de protéine+lipides et 1g de glucides); muffins à la farine d'amande.
Collation	Olives
Repas du midi	1 portion de poudre de protéines à base de plante (20g de protéine+gras et 1g de glucides); salade.
Collation	Noix ou graines (5g de glucides)
Repas du soir	Shake(s) de protéines, végan burger avec pain à la farine d'amande ou noisette

JOUR 4	Exemple de menu végan
Petit déjeuner	Shake(s) de protéines, 1 portion de poudre de protéines à base de plante pour (20g de protéine+lipides et 1g de glucides); beurre de cacao
Collation	noix
Repas du midi	1 portion de poudre de protéines à base de plante (20g de protéine+gras et 1g de glucides); salade et autres légumes à faible teneur en glucides.
Collation	Olives noires
Repas du soir	Shake(s) de protéines, brochette végétalienne sur un lit d'épinards servie avec Champignons, poivrons, oignions, persil et ail cuire avec l'huile d'olive.

JOUR 5	Exemple de menu végan
Petit déjeuner	2 Shakes de protéines, un morceau d'avocat, noix
Collation	beurre de cacao bio
Repas du midi	Shake(s) de protéines, salade, noix ou graines
Collation	Beurre de cacao
Repas du soir	Shake(s) de protéines, salade, avocat, noix

JOUR 6	Exemple de menu végan
Petit déjeuner	Shake(s) de protéines, muffins végan à la farine d'amande ou noisette
Collation	beurre de cacao bio
Repas du midi	Shake(s) de protéines, salade, noix ou graines
Collation	Beurre de cacao
Repas du soir	Shake(s) de protéines, la pizza végétalienne d'Elaine (croute faite de chou-fleur et substituts d'oeufs, sauce au pesto, garniture de légumes et substitut de fromage sans produits laitiers et sans soja).

JOUR 7	Exemple de menu végan
Petit déjeuner	Shake(s) de protéines, crêpes végannes à la farine d'amande ou noisette avec substitut d'eoufs
Collation	beurre de cacao bio
Repas du midi	Shake(s) de protéines, salade, noix ou graines
Collation	Beurre de cacao
Repas du soir	Shake(s) de protéines, Spaghetti végétalien fait de nouilles de varech faibles en glucides avec sauce au pesto et légumes crucifères et ail.

LES PRINCIPAUX POINTS IMPORTANTS DE LA DIÈTE CÉTOGÈNE CANTIN

Numéro 1-

Cette diète doit se faire sous surveillance médicale. La clé du succès pour de la diète, selon ma propre expérience et celle de mon fils, est que nous devons avoir les trois éléments suivants car avoir seulement la cétone ne suffit pas :

A) Cétones

B) Éliminer les allergènes: utiliser la Diète Cétogène Cantin pour éliminer les allergènes/toxines majeurs (produits laitiers, le soja, le blé/céréales, le fructose, les rBGH, les OGM, etc.) et supprimer toutes les sources d'allergies connus pouvant être présentes dans la nourriture ou dans l'environnement.

C) Éliminer les toxines et le stress: se servir d'un filtre à eau pour éliminer le chlore et les métaux et/ou faire bouillir l'eau. On peut également utiliser un ioniseur pour alcaliniser l'eau ou utiliser d'autres systèmes. Pour le stress, se servir des techniques de respiration, faire brûler des chandelles, l'aromathérapie, etc.

Numéro 2-

J'ai acheté un produit qui se vend à la pharmacie sans prescription, pour faire le test de cétonurie. Ce test est pour détecter le niveau de corps cétoniques dans l'urine. **Je préfère le test d'urine, qui donne le niveau d'acétoacétate (soit la source de corps cétoniques identifiée dans ma formule mathématique comme étant reliée à la fièvre et à la guérison) plutôt que le test de sang qui test le BHB.** Mon but était de garder le niveau de cétones au moins au niveau modérée mais je visais le maximum (soit d'avoir le plus haut niveau de cétones possible). La cétone est la clé pour priver le cancer de sa source d'énergie qui est le glucose. La cétone vous fait éliminer l'acidité de votre corps par l'urine (alors ne vérifier pas le pH urinaire, car il en résultera l'acidité) pour favoriser le pH de la salive qui doit être à un niveau de 7.365 pour être normal selon Otto Warburg. La présence de cétones indique que le corps utilise maintenant les lipides comme source d'énergie plutôt que de le glucose. Cela signifie aussi qu'on a épuisé les réserves de glucose dans le corps. En tout temps, je tentais d'atteindre le plus haut niveau de cétones possible pour imiter le niveau de cétones durant la maladie avec forte fièvre. Les diètes cétogènes imitent le jeûne et mettent votre système immunitaire en mode de combat. Après un certain temps sur cette diète, les propriétés de l'homéostasie du corps débutent, amenant le corps en équilibre et le pH près de la normale.

Numéro 3-

Chaque fois que je mangeais ou buvais, je m'assurais d'avoir un ratio d'au moins 3:1 mais j'essayais d'avoir le plus souvent possible au moins un ratio de 5:1 ou plus pour la combinaison de [Lipides + Protéine]: [glucides] (c'est-à-dire lipides + protéines doivent être d'au moins trois à cinq fois ou plus la quantité total de glucides). Cela permet d'avoir suffisamment de cétones dans l'urine. Si vous désirez obtenir plus de cétones, vous devez diminuer l'apport en glucides et augmenter la consomption de lipides et de protéines. Mon apport quotidien en glucides était de 20g ou moins pour les non-végétaliens et jusqu'à 30g total de glucides par jour pour les végétaliens. Encore une fois, ceci diffère de la diète cétogène traditionnelle qui utilise la combinaison [GRAS] : [protéine + glucides] et restreint les protéines (on se base ici sur les études qui démontrent que trop de protéines de sources animales n'est pas bon pour la santé mais ses études ont seulement étudiées la protéine provenant des produits laitiers-les produits laitiers sont interdits dans ma diète).

Pour perdre du poids ou pour prendre du poids avec cette diète il faut premièrement trouver sont taux de base métabolique selon son poids et son activité physique. Il existe plusieurs logiciels sur l'internet pour faire ce calcul et pour trouver le nombre the calories nécessaires par jour pour ainsi maintenir son poids. Ensuite quand on a trouvé le nombre de calories, pour perdre du poids, il suffit de diminuer la quantité de calories par jour d'au moins 500 calories de ce que le corps a besoin pour maintenir son poids. Pour prendre du poids, il faut prendre au moins 500 calories de plus par jour que le nombre de calories nécessaires pour maintenir le poids. Il faut manger assez de lipides en provenance des aliments pour brûler le gras des aliments et non du corps. Il est ici conseillé d'avoir l'aide d'un professionnel, spécialement pour quelqu'un qui ne peut se permettre de perdre du poids, pour assurer au moins le maintien du poids. Il est à noter que si on a un métabolisme plus rapide et qu'on fait beaucoup d'exercice, on peut avoir un besoin de calories plus élevé.

Vous pouvez ajuster l'apport calorique quotidien à vos besoins, tout en ayant le plus de cétones possible, afin de priver le cancer de sa source d'énergie et en évitant en même temps les allergènes majeurs. On doit aussi faire le test de cétonurie pour se guider et pour savoir si on doit ajouter plus de lipides si le niveau de cétones est plus bas que modéré. Un important point de La Diète Cétogène Cantin est que lorsque la diète est en harmonie avec les cétones (c'est-à-dire sans allergène et sans toxines pour le besoin individuel de la personne avec un niveau assez élevé de cétones), il n'y a pas besoin de faire de restriction calorique pour avoir les bénéfices de la diète. Si ces deux conditions son respectées, automatiquement on mange moins car les cétones agissent comme coupe faim et si on n'a pas d'allergène qui augmente le taux de glycémie, on n'a pas besoin de restreindre les calories pour diminuer la glycémie. Le corps n'est donc pas privé de nutriments.

Numéro 4-

J'ai utilisé le site Web du magazine *Self* (http://nutritiondata.self.com) pour trouver l'information nutritionnelle des aliments qui n'ont pas d'étiquettes spécifiant la valeur nutritive (pour être en mesure de calculer les lipides, les protéines et le total de glucides par portion). Vous pouvez visiter ce site pour tout aliment sans d'étiquette spécifiant la valeur nutritive comme par exemple un citron frais.

Il existe également diverses publications qui peuvent être utilisées pour le calcul des grammes de glucides et il existe diverses applications gratuites qui peuvent être facilement téléchargées sur son téléphone cellulaire.

Numéro 5-

Si vous débutez la diète avec un jeûne (que vous ne manger pas du tout pendant vingt-quatre heures), vous obtiendrez des cétones après environ 24 heures. Si vous débutez la diète sans jeûner et vous mangez, vous aurez des cétones après environ 48 heures. C'est le temps qu'il vous faudra pour épuiser les réserves de sucre qui sont dans votre corps. Après avoir épuisé le glucose, c'est à ce moment qu'on commence à avoir des cétones dans l'urine. Par conséquent, ça ne vaut pas la peine de vérifier les cétones avant 24 heures, si vous jeûnez, ou 48 heures, si vous mangez, car le résultat du test sera probablement négatif.

Numéro 6-

Le livre du Dr John M. Freeman et les experts de la diète méditerranéenne espagnole cétogène suggèrent de prendre des suppléments lorsqu'on fait une diète cétogène. Les suppléments suggérés sont: une multivitamine (je ne prends que des vitamines biologiques); un supplément de calcium; la vitamine D (Le Dr Mercola recommande la vitamine D3 et de prendre aussi la K2); le citrate de potassium; la carnitine; l'oméga-3 (le poisson est aussi une source d'oméga-3 si vous mangez par exemples le saumon ou la sardine); le sélénium, et le magnésium. En cas de constipation, les experts suggèrent l'huile TCM, les avocats, le magnésium et de boire plus d'eau. Certains suppléments, tel le citrate de potassium, préviennent les pierres aux reins en augmentant le pH de l'urine afin qu'il devienne plus alcalin. Les crampes dans les jambes peuvent indiquer un manque de magnésium alors il est important de noter que ces suppléments sont importants. Si vous prenez le supplément de magnésium et vous avez toujours des crampes dans les jambes, manger de la nourriture peut vous aider en cas d'hypoglycémie et les symptômes devraient disparaître dans les 30 minutes après avoir mangé. De plus, boire suffisamment de liquide est bon pour les reins et contre la déshydratation.

Numéro 7-

Ma bosse a commencé à diminuer entre le 7ème et le 14ème jour après le début de la diète. Alors, si j'avais fait la diète durant seulement une semaine, ça n'aurait pas été suffisant (il faut aussi jusqu'à 48 heures pour éliminer les réserves de glucose, alors il faut environ jusqu'à trois jours pour éliminer ce qui alimente le cancer). En outre, à peu près au même moment que ma masse a commencée à diminuer, j'ai commencé à avoir des douleurs, des tiraillements et une sensation de succion ou était ma masse. Ceci est normal. Plusieurs autres personnes qui ont fait la Diète Cétogène Cantin pour le cancer, ont également signalé une douleur lorsque le cancer commence à diminuer de grosseur.

Numéro 8-

Pour les diabétiques de type 1 et 2, la glycémie *doit* être maintenue à moins de 200 mg/dl en tout temps pour prévenir contre l'acidocétose diabétique. Pour le cancer, la glycémie optimale est de 55-65mg/dl. Les cétones protègent contre les effets néfastes de l'hypoglycémie car on utilise les lipides pour source d'énergie.

Numéro 9-

Je n'ai pas fait de restriction calorique pendant cette diète ni de restriction de liquides. Je mangeais et buvais autant que j'en avais besoin. Je m'assurais simplement que tout ce que je mangeais ou buvais avait un total de zéro glucide ou un rapport d'au moins 3:1 à 5 :1 ou plus (c'est-à-dire, [Protéine+Gras] : [Glucides]). Mon poids est resté stable, ma peau est devenue plus douce, et mon niveau d'énergie a augmenté.

Numéro 10-

J'ai utilisé un filtre à eau pour éliminer les toxines et un dispositif pour rendre mon eau alcaline. J'ai aussi ajouté des ingrédients pour augmenter son alcalinité, comme du citron, de la menthe ou de la poudre d'herbe de blé. J'ai aussi bu de l'eau minérale. Pour quarante-neuf dollars, le filtre que j'ai acheté élimine le chlore, le plomb, le mercure, les produits pharmaceutiques, les kystes microbiens, les produits chimiques industriels (amiante et benzène), les polluants agricoles (pesticides et herbicides), et le chlore.

Numéro 11-

Exemples de choses à utiliser pour augmenter le
niveau de cétones : l'huile TCM; les suppléments
de cétones; l'huile biologique extra vierge de coco
ou d'olive ou de cumin noir; le vinaigre de cidre
de pomme biologique avec la mère et la
mayonnaise.

Numéro 12-

Exemples pour aider à faire baisser le taux de
glycémie : l'eau alcaline, Pancréas tonic, le melon
amer, la berbérine, le gymnema sylvestre, ne pas
manger d'allergènes pour ne pas augmenter la
glycémie et ne pas rendre le corps plus acide, ne
pas combiner beaucoup d'aliments riches en
histamine en cas d'histamine intolérance ce qui
peut causer une éruption cutané avec
démangeaison, etc.

Thomas Seyfried, PhD avise que la zone
métabolique pour le plus de succès contre le
cancer est un taux de glycémie de 55-65mg/dl.

Seyfried dit aussi que la glutamine peut faire
grossir le cancer. La recherche scientifique
démontre que le supplément de thé vert sans
caféine (i.e. : EGCG) fait diminuer le taux de
glutamine et est un antihistaminique naturel.

Numéro 13-

Les nutriments essentiels quotidiens selon le docteur Eric Westman :
L'eau; l'énergie; les minéraux : calcium, phosphore, potassium, le soufre, le sodium, le chlore, le magnésium, fer, l'iode, le cuivre, le zinc, le manganèse, le cobalt, le chrome, le sélénium, le molybdène, silicium, valadium, etc. ; les acides aminés: l'isoleucine, la leucine, la lysine, la méthionine, la phénylalanine, la thréonine, le tryptophane, la tyrosine, la valine ; les acides gras: linoléique, linolénique ; les vitamines soluble dans l'eau: B1, B2, B3, B6, B12, C, l'acide pantothénique, l'acide folique, la biotine, l'acide lipoïque; les vitamines liposolubles: A, D, K, E ; l'Inositol; la choline et la carnitine.

Numéro 14-

Pour les épileptiques, en plus de faire attention aux allergènes, le bas taux d'histamine est relié aux crises d'épilepsie (même chose pour l'Alzheimer's). Alors, il faut faire attention aux suppléments et vitamines qui contiennent du cuivre car le cuivre peut détruire l'histamine. Si l'eau potable est à forte teneur en cuivre, on peut utiliser des filtres pour purifier l'eau que nous buvons et aussi l'eau de la baignoire et de la douche.

Il faut aussi faire attention aux aliments et breuvages qui sont antihistaminiques naturels et même chose pour les médicaments antihistaminiques.

De plus, le manque d'oxygène est aussi relié aux crises d'épilepsie. Le plus alcalin, le plus d'oxygène et le plus acide, le moins d'oxygène. Pour cette raison, quand je voyais que mon petit copain était pour avoir une crise d'épilepsie, je luis donnais beaucoup d'eau alcaline ce qui stoppait complètement les crises. On utilisait l'eau alcaline aussi comme moyen de prévention durant la journée et non pas juste en situation de réaction aux crises éminentes.

Numéro 15-

Comment lire les étiquettes de valeur nutritive? Vous devez regarder la portion ou la mesure, le total des lipides, le total des glucides, les protéines, les calories (si vous désirez maintenir, perdre ou prendre du poids) et les ingrédients du produit. Il faut aussi noter qu'aux États Unis, la loi concernant l'information sur les étiquettes de valeur nutritive, stipule que les glucides (fibres, sucres, l'amidon et les polyalcools) doivent apparaitre tous ensemble groupés et que le total de tous les glucides doit être indiqué.

Voici quelques exemples pour vous aider à lire les étiquettes de valeur nutritive et à comprendre comment calculer les glucides à la manière de la Diète Cétogène Cantin. Les étiquettes suivantes ne sont utilisées que pour donner l'exemple car je ne mange pas certains des aliments mentionnés car ils sont interdits dans ma diète.

Dans l'exemple suivant, on peut voir sur l'étiquette que pour 1 tasse, ce produit contient 0.5g de lipides, 1g de protéines (soit 0.5 +1 = 1.5) et vous avez un total de glucides de 15g. Pour être cétogène, il faut au moins un ratio de 3:1 de protéines + lipides par rapport aux glucides, et dans cet exemple, vous avez un ratio de 1.5 : 15, ce qui n'est pas du tout cétogène.

Maintenant, si vous ne mangez qu'un quart de tasse, en divisant par quatre, vous avez maintenant moins de 0.4g de lipides + protéines et un peut moins de 4g total de glucides. Alors maintenant vous avez un rapport 0.4: 4 et pour le rendre cétogène, vous devez ajouter quelque chose qui ne contient que des matières grasses ou des protéines qui est au moins trois à cinq fois le montant de glucides. Par conséquent 4x3 = 12g. Ce qui signifie que vous devez ajouter quelque chose qui contient au moins 12g de lipides et de protéines combinés (ou seulement des lipides, ou seulement des protéines), pour le rendre cétogène. Aussi si on additionne les glucides : 9g de sucres + 3g de fibres = 12g ce qui n'est pas 15g comme indiqué. Alors 15g - 12g = 3g d'amidon.

Nutrition Facts
Valeur nutritive

Per 1 cup (140 g) / par 1 tasse (140 g)

Amount Teneur	% Daily Value % valeur quotidienne
Calories / Calories 60	
Fat / Lipides 0.5 g	1 %
Saturated / saturés 0 g + Trans / trans 0 g	0 %
Cholesterol / Cholestérol 0 mg	
Sodium / Sodium 0 mg	0 %
Carbohydrate / Glucides 15 g	5 %
Fibre / Fibres 3 g	12 %
Sugars / Sucres 9 g	
Protein / Protéines 1 g	
Vitamin A / Vitamine A	0 %
Vitamin C / Vitamine C	50 %
Calcium / Calcium	2 %
Iron / Fer	4 %

Dans le deuxième exemple, pour 4 craquelins, nous avons protéines + lipides (2g+3g = 5g) et glucides 14g total. Encore une fois, ce n'est pas cétogène, parce que nus avons un rapport de 5:14.

Valeur nutritive 1

par 4 craquelins (20 g) **2** **3**

Teneur	% valeur quotidienne
Calories 90	
Lipides 3 g	5 %
saturés 0,5 g + trans 1 g	8 %
Cholestérol 0 mg	
Sodium 130 mg	5 %
Glucides 14 g	5 %
Fibres 2 g	8 %
Sucres 2 g	
Protéines 2 g	
Vitamine A 0 % Vitamine C	0 %
Calcium 0 % Fer	4 %

4

6 Ingrédients : Blé entier, huile végétale shortening, sel.

5 Faible en gras, sans cholestérol, source de fibres

Dans la liste des ingrédients, le blé et l'huile végétale ne sont pas des choses permises dans ma diète. De plus, si on voit le terme arôme ou saveur naturelle, cela peut être n'importe quoi, alors c'est à éviter car ce peut être un allergène.

Le troisième exemple est pour souligner les ingrédients sur l'étiquette. Les produits laitiers ne sont pas permit dans ma diète et cet exemple en contient. Aucune huile végétale et huile hydrogénée (un processus chimique qui prolonge la durée de conservation), et cet exemple en contient. Aucun soja et cet exemple en contient aussi. Il n'est pas cétogène non plus, parce que $8+0.5 = 8.5$g pour 26g glucides ce qui donne un ratio de $8.5 : 26$.

Valeur nutritive
par 175 g

Teneur	% valeur quotidienne
Calories 130	
Lipides 0,5 g	1 %
saturés 0,3 g + trans 0 g	2 %
Cholestérol 4 mg	
Sodium 125 mg	5 %
Glucides 26 g	8 %
Fibres 0 g	0 %
Sucres 26 g	
Protéines 8 g	

Vitamine A	8 %	Vitamine C	4 %
Calcium	25 %	Fer	0 %

Ingrédients: Eau, bouillon de poulet, blé, farine, oeufs, niacine, fer, thiamine, mononitrate (vitamine B1), riboflavine (vitamine B2) et acide folique, crème (dérivé du lait), poulet, contient moins de 2% de fromages, lait de vache pasteurisé, cultures, enzymes de sel, acide lactique, acide citrique et phosphate disodique, beurre pasteurisé de crème douce (dérivé du lait), amidon de maïs. Sucre, amidon de riz, ail, épices, gomme de xanthane, arôme de fromage, huile de soja partiellement hydrogénée, arômes naturelles. Farine de moutarde, protéines de soja isolées et phosphate de sodium.

Le dernier exemple, est pour une marque particulière de noix qui est cétogène en raison de son ratio. Pour 50g, il y a 33g de lipides + 7g de protéines = 40g et il a 6g total de glucides. Donc un rapport de 40:6. Si nous le simplifions, cela signifie environ 6:1. C'est donc quelque chose que je mangerais.

Nutrition facts Valeur nutritive Per 50g / par 50g		
Amount Teneur	%Daily Value %Valeur quotidienne	
Calories / Calories 328		
Fat / Lipides 33 g		51%
Saturated / Saturés 8 g + Trans / Trans 0 g		38%
Cholesterol / Cholestérol 0 g		
Sodium / Sodium 2 mg		0%
Carbohydrate / Glucides 6 g		2%
Fibre / Fibres 4 g		15%
Sugars / Sucres 1 g		
Protein / Protéines 7 g		
Vitamin A / Vitamine A		0%
Vitamin C / Vitamine C		1%
Calcium / Calcium		8%
Iron / Fer		7%

CHAPÎTRE ONZE:

Recettes

Avec le temps, nous nous sommes éloignés de manger santé. Pour certaines personnes même les grands-parents mangent des aliments cuits aux micro-ondes, de la pizza, des croustilles et des beignes. Consommer de la nourriture non transformée est presque disparu chez certaines familles.

Sortir de la norme de la diète standard américaine (DSA) est difficile car plusieurs ne savent pas comment faire la cuisson et quels aliments sont particulièrement santés. La quantité de sucre dans notre diète a augmentée de 20 cuillères à thé par année à 50 cuillères à thé par jour!

La bonne nouvelle est que des millions de gens ont réussi à suivre une diète avec des principes très semblables à ceux-ci. Ils ont réussi à s'en tenir à une diète à faible teneur en glucides, et vous pouvez aussi réussir. Il y a plusieurs astuces simples et pratiques qui vous aideront à faire la transition vers une diète plus saine pour aider à guérir votre corps.

Parce que cette diète est riche en lipides et en protéines et à cause de sa bonne valeur nutritive, vous n'e crèverez pas de faim.

CONSEILS

Si ce que vous mangez n'a jamais couru, nagé, ou grandi, il est probable que votre corps ne l'identifiera pas de la sorte non plus. Achetez vos aliments dans la section des fruits et légumes et la section réfrigérée de votre supermarché. Les parties du supermarché qui contiennent les aliments les plus sains semblent être les allées situées autour du périmètre de celui-ci. Toutes les allées du centre contiennent des aliments transformés (sauf peut-être si votre supermarché contient une section biologique). Donc la meilleure façon d'éviter la tentation est de concentrer les achats autour du périmètre de votre supermarché et voir s'il y a une section biologique.

Débarrassez-vous de toutes les huiles végétales transformées, beurre et margarine (huile de maïs, de canola, de soja, de tournesol, et tous les produits qui en contiennent.) Les dernières recherches indiquent que, parce que ces huiles sont chauffées à haute température plusieurs fois, elles sont en réalité très difficiles à utiliser pour le corps, de sorte qu'elles sont nocives pour la santé. L'Association Médicale Indienne a publié les résultats d'une étude scientifique en 1998, qui démontre que l'augmentation du taux de maladies cardiaques et de diabète de type 2, dans la population de l'Inde au cours des cinquante dernières années, est due à l'augmentation de l'utilisation d'huiles végétales transformées. Suite à cela, ils ont recommandé un retour aux huiles traditionnelles que nos ancêtres ont utilisé en toute sécurité pendant des milliers d'années, tels que le ghee, l'huile de coco et l'huile de graine de moutarde. En outre, selon Andrew Kimbrell dans le film *The beautiful Truth*, il y a quatre cultures OGM aux États-Unis. Le maïs, le canola, le soja et le coton. Il dit que les OGM peuvent être toxiques et la FDA a admis que les cultures OGM peuvent créer de nouveaux allergènes. L'huile de canola est donc interdite dans ma diète pour cette raison et pour la seconde raison qu'elle est faite à partir du colza qui est un insecticide. Les huiles permises dans ma diète sont non-OGM et ne sont pas les huiles végétales couramment utilisées qui sont riches en oméga-6 et qui démontrent des liens avec le cancer, l'inflammation et le diabète de type II.

Utilisez l'huile d'olive biologique extra vierge pour la cuisson et dans vos vinaigrettes. L'huile d'olive extra vierge est saine car elle n'est pas chauffée à haute température. Les olives sont écrasées, pressées puis ensuite l'huile est embouteillée. De cette façon c'est ce qu'il y a de plus près de la nature.

Utilisez aussi l'huile de noix de coco biologique et extra vierge pour la même raison. Prenez de 4 à 6 cuillères à table durant la journée pour ajuster vos cétones rapidement et pour la cuisson, etc. Des recherches récentes démontrent que l'huile de noix de coco est en fait très saine pour la santé et contenant de nombreux ingrédients bénéfiques. Pendant des années, les patients des unités de soins intensifs et les bébés prématurés étaient nourris avec des aliments de qualité médicale contenant de l'huile de noix de coco en raison de sa bonne digestibilité et sa nutrition supérieure. Il est à noter que les habitants des îles des mers du Sud étaient considérés comme les exemples les plus parfaits de la beauté et de la perfection humaine et leur diète contient de 50 à 60 pour cent de noix de coco. Si cette diète était malsaine, sûrement qu'ils auraient disparu il y a plusieurs générations. L'huile de noix de coco est riche en types de lipides dont le cerveau est composé et les études scientifiques des dernières années démontrent que l'huile de coco peut être utile dans les cas de détérioration de la mémoire, incluant durant la grossesse, les blanc de mémoire, les problèmes de concentration pour ceux dans la cinquantaine, et pour restaurer des fonctions perdues pour les patients atteints d'Alzheimer, de Parkinson, de la sclérose en plaques et plusieurs autres maladies. L'huile de noix de coco est naturellement riche en triglycérides à chaîne moyenne (TCM) qui se décomposent dans l'organisme en corps cétoniques. Le docteur Mary Newport et le docteur Veech ont de nombreuses recherches sur ce sujet et sur l'ester de cétones. [113] [114]

Débarrassez-vous de tous les sucres et produits contenant du sucre, du fructose (y compris les fruits frais avec quelques exceptions) et du sucre artificiel. Un produit qui n'existait pas avant 1980 est appelé sirop de maïs riche en fructose et est maintenant inclus dans des milliers de produits manufacturés autant les produits sucrés que salés. Les gens pensent que, parce que c'est un sucre provenant des fruits, il doit être meilleur pour vous. Malheureusement il ne l'est pas.

TRUCS

- Vous pouvez utiliser des substitues pour le sucre comme le Stévia 100% naturel.

- Utilisez des sacs de salades, des bocaux d'olives noires et des boîtes d'anchois, d'harengs et de sardines. Vous pouvez utiliser de la mayonnaise, de l'huile de noix de coco bio, des noix et du beurre de cacao si vous avez besoin d'ajouter des lipides et d'augmenter l'apport calorique.

- Vous pouvez aussi faire du lait d'amande maison dans un mélangeur haute vitesse en utilisant trois tasses d'eau pour une tasse d'amandes. Vous pouvez également acheter du lait de coco non sucré ou du lait d'amande non sucré.

La section suivante contient des recettes. Vous y trouverez des idées de repas permis. Je prépare ces recettes pour ma famille et afin d'en avoir suffisamment pour apporter pour mes repas au travail.

Par conséquent, vous aurez besoin de déterminer vos portions et compter les glucides.

Comme mentionné précédemment, il existe différentes ressources disponibles pour compter les glucides (c'est-à-dire des livres, sites Web et des applications pour téléphones mobiles qui peuvent être téléchargées gratuitement).

Pour ceux qui ne veulent pas avoir à compter les glucides, vous pouvez manger des aliments qui contiennent seulement des lipides et de protéines en utilisant, comme assaisonnements, des fines herbes, des épices, du citron, de l'ail et des oignons.

Voici quelques exemples d'aliments qui contiennent seulement des lipides et de protéines et que vous pouvez manger autant que vous le désirez: le poulet, la dinde, les œufs, le poisson, les fruits de mer, le beurre de cacao bio, l'huile d'olive bio extra vierge, l'huile de noix de coco bio extra vierge et la mayonnaise.

EXEMPLES DE RECETTES À FAIBLE TENEUR EN GLUCIDES, QUI SONT AUSSI SANTÉ

VINAIGRETTES:

Vinaigrette balsamique simple et rapide:

3 parties d'huile d'olive

1 partie de vinaigre balsamique

Ail au goût

Sel santé et poivre

Dans une tasse à mesurer ou dans un petit bol, mélanger tous les ingrédients; bien agiter. Réfrigérer dans un contenant hermétique pour un maximum de trois jours.

VINAIGRETTE BALSAMIQUE

3/4 tasse d'huile d'olive biologique extra-vierge

1/3 tasse de vinaigre balsamique

1 c. à table de jus de citron

1 c. à thé de moutarde de Dijon

1 gousse d'ail, hachée finement

1/4 c. à thé de sel santé

1/4 c. à thé de poivre

Dans une tasse à mesurer ou dans un petit bol, mélanger tous les ingrédients. Bien agiter. Réfrigérer dans un contenant hermétique pour un maximum de trois jours.

COMBINAISON IMAGINATION

J'achète une vinaigrette organique aux tomates séchées et à l'ail qui est également sans gluten (avec 0 gramme de sucre et avec glucides totales de moins de 1g par deux cuillères à table, il n'y a aucun lipide et aucune protéine). Je mélange celle-ci avec un peu d'huile d'olive extra vierge pour ajouter du gras. Vous pouvez aussi ajouter du basilic et de l'ail au goût. Utiliser votre imagination pour inventer des mélanges, en autant qu'ils sont sains et ne contiennent que des ingrédients qui ne nuiront pas à votre corps.

VINAIGRETTE

Le Tahini et le basilic sont un bon mélange pour une vinaigrette. Le tahini est une pâte faite de graines de sésame et est une bonne source de calcium. Il est aussi riche en lipides santé et en protéines. Diluer-le avec un peu d'huile d'olive extra vierge et ajouter un peu de sel de mer et un peu d'ail au goût. Le résultat est une vinaigrette riche et crémeuse.

MAYONNAISE A FAIBLE TENEUR EN GLUCIDES

Cette mayonnaise peut être utilisée dans les salades, comme trempette ou comme garniture pour les poissons.

A) Mayonnaise à l'huile d'olive (optionnel avec de la moutarde de Dijon). Rechercher celle qui a le moins de glucides, ou on peut toujours en faire une maison avec de l'huile d'olive et des œufs et même y ajouter d'autres ingrédients sains selon vos goûts. YouTube est une bonne référence pour apprendre par vidéo comment faire une mayonnaise maison.

B) Mayonnaise à l'huile d'olive avec du jus de citron, de l'ail, du sel santé et du poivre. Vous pouvez remplacer le citron par des câpres pour les poissons et vous pouvez ajouter des olives noires pour la dinde.

AMUSE-GUEULES À HAUTE TENEUR EN LIPIDES & PROTÉINES

Olives noires

Noix mélangées et amandes

Algues marines biologiques du Maine à faible teneur en glucides (environ 3 grammes de glucides total par 1/3 de tasse).

Oeufs durs

Sardines, truite ou hareng avec du jus de citron frais

Shake protéiné avec lait non sucré d'amande ou de noix de coco non sucré- avec poudre de protéine (protéines 17 grammes, 1,2 gramme de lipide et 1 gramme total de glucide)

POISSON CUIT AU FOUR:

Cette recette peut être utilisé avec n'importe quel poisson, comme le saumon, l'aiglefin, la sole, la morue, le tilapia, la truite, etc. Vous pouvez aussi faire cuire le poisson dans une poêle avec de l'huile d'olive pour y ajouter du gras.

Filets de saumon frais

Huile d'olive biologique extra vierge

Basilic

Persil

Sel et poivre santé

Curcuma

Épices cajun/ ou piment de la Jamaïque (optionnel) ou des épices de la mer (optionnel)

Ail

Jus de citron

Tranches d'oignons ou de champignons

Placer le poisson dans un plat allant au four avec un peu d'huile d'olive. Ajouter les ingrédients selon votre goût. Cuire au four à 350 degrés pendant 30 à 40 minutes, ou jusqu'à ce que le poisson s'émiette facilement à la fourchette.

GALETTES DE DINDE OU BOULETTES DE VIANDE

(Galettes ou boulettes de viande)

Dinde hachée fraîche

Huile d'olive biologique et extra vierge

1 oignon, coupé en dés

Basilic

Persil

Poivre de Cayenne (petite quantité) ou épices de la Jamaïque

Sel de mer santé et poivre

Curcuma / turmeric

Épices cajun (optionnel)

Ail

Dans une poêle, à feu moyen, faire revenir l'oignon dans l'huile d'olive. Dans un bol, mélanger le reste des ingrédients. Façonner soit en boulettes ou en galettes. Cuire dans une poêle jusqu'à ce que les boulettes soient bien cuites, ajouter plus d'huile d'olive ou d'huile de noix de coco si désirez.

POULET À LA CORIANDRE

Coriandre (aussi appelé feuille de coriandre) est connu pour aider à la désintoxication des métaux comme le mercure et le plomb.

Poitrines de poulet frais (Entiers ou coupés en morceaux)

Jus de citron frais (3 à 4 citrons)

Sel de mer santé et poivre

Curcuma / turmeric

Un oignon émincé

De la coriandre fraîche au goût

Dans une poêle, faire revenir tous les ingrédients avec de l'huile de noix de coco ou de l'huile d'olive jusqu'à ce que le poulet soit bien cuit.

POULET AU CURCUMA

6 poitrines de poulet frais, coupé en cubes

Poignée de basilic, haché

Poignée de persil, haché

Poivre de Cayenne au goût

Sel de mer santé et poivre

Le curcuma / turmeric

1 oignon émincé

Bouillon de poulet biologique ou maison

1 tasse d'eau

Poivrons rouges (facultatif)

Ail

Huile de coco ou huile d'olive

Dans une poêle, faire revenir tous les ingrédients dans l'huile jusqu'à ce que le poulet soit bien cuit.

PILONS DE POULET AVEC DES TRANCHES DE CITRON ET FINES HERBES

8 pilons de poulet moyens

8 c. à thé extra vierge d'huile d'olive

1/2 c. à thé de sel de mer santé

1/2 c. à thé de poivre noir

7 gousses d'ail

2 citrons moyen coupés en fines tranches

2-1/2 tasses de mélange d'herbes fraîches (thym, romarin, estragon, sauge ou persil)

Préchauffer le four à 350 degrés. Placer les pilons dans une grande rôtissoire. Arroser généreusement d'huile d'olive, puis assaisonner avec du sel de mer santé, du poivre, de l'ail et des fines herbes fraîches.

Placer les tranches de citron sur le dessus de chaque pilon et au fond de la rôtissoire. Placez la rôtissoire dans le four et faites cuire pendant environ 80 minutes. Tournez les pilons et gratter le fond de la rôtissoire de temps en temps pour faire brunir uniformément.

Servir les pilons avec les tranches de citron et les herbes croustillantes.

POULET BOUILLI

3 grosses poitrines de poulet

1 c. à thé de thym

3 oignons coupés en dés

1 c. à soupe d'ail

Une petite pincée de poivre de Cayenne

Sel de mer santé et poivre

Coriandre fraîche

Tout autre assaisonnement à l'italienne (au goût)

Mettre le tout dans une casserole et ajouter de l'eau pour couvrir le poulet (vous pouvez aussi utiliser du bouillon de poulet ou du bouillon de légumes). Mettre un couvercle et porter à ébullition (5-10 minutes). Quand arrivé à ébullition, baisser le feu à moyen et soulever le couvercle un peu pour laisser la vapeur s'échapper. Cuire doucement pendant 2 à 2,5 heures. Le bouillon peut être consommé comme une soupe. Le poulet peut être mélangé avec de la mayonnaise pour faire une salade de poulet.

OMELETTE AUX ÉPINARDS OU OEUFS BROUILLÉS

4 à 6 œufs
Un peu d'eau pour gonfler (1/3 tasse maximale)
Sel de mer santé et poivre
Épinards, déchiquetés
Champignons, tranchés
Persil
Basilic
Ail (optionnel)
Paprika
Huile d'olive biologique extra vierge

Dans un bol, battre les œufs, ajouter le reste des ingrédients sauf l'huile. Ajouter un peu d'huile d'olive dans une poêle et cuire à feu vif. Verser le mélange d'œufs dans la poêle.

Pour l'omelette: une fois les œufs mi-cuits, prenez une spatule et soulever les bords de la préparation, permettant aux œufs du dessus de couler en dessous. Répétez la procédure à différents endroits autour du rebord. Puis réduire le feu à doux et poursuivre la cuisson jusqu'à ce que les œufs soient bien cuits.

Pour les œufs brouillés: réduire à feu doux et remuer constamment. Retirer du feu lorsque les œufs sont cuits.

CREVETTES À L'AIL

1 à 2 livres de crevettes décortiquées

Huile de noix de coco ou huile d'olive

Ail

Persil

Jus de citron frais (optionnel)

Dans une casserole, faire revenir les crevettes dans l'huile, ajouter l'ail et le persil au goût. Cuire jusqu'à ce que les crevettes deviennent roses. Vous pouvez également arroser de jus de citron frais, si désiré.

Remarque: ne pas utiliser de concentré de citron contenant des sulfites.

LIMONADE ANTI-INFLAMMATOIRE

1 tasse de jus de citron frais pressé (4 à 6 citrons)

4 à 6 tasses d'eau filtrée

1 c. à thé de curcuma moulu

1 c. à thé de cannelle

Pincée de sel de mer santé

1/2 c. à thé de stévia pour sucrer (optionnel)

1 cuillère à thé de gingembre frais ou moulu (optionnel)

Mélanger avec de la glace et servir avec des feuilles de menthe ou une tranche de citron.

SALADE DE BROCOLI À L'AVOCAT

1 livre (454 grammes) de têtes de brocoli coupées en petits fleurets

1 avocat mûr

2 c. à soupe d'huile d'olive extra vierge

2 c. à soupe de jus de citron fraîchement pressé

1 c. à soupe de moutarde

Préparer et laver le brocoli. Coupez-le en petits fleurets. Cuire à la vapeur ou faire bouillir jusqu'à ce qu'il soit tendres mais encore croquants, égoutter et laisser refroidir.

Peler et dénoyauter l'avocat. Coupez-le en petits cubes. Mélangez l'avocat avec le brocoli.

Fouetter ensemble l'huile d'olive, le jus de citron et la moutarde. Mélanger le brocoli et l'avocat à la vinaigrette.

ASPERGES GRILLÉES

Voici ma façon préférée de manger ce légume délicieux, qui contient de la vitamine D, de l'acide folique et du glutathion.

Asperges

Huile d'olive biologique et extra vierge

Sel de mer santé

Ail frais haché ou poudre d'ail

Jus de citron frais (optionnel)

Coupez les asperges fraîches à environ un pouce de la partie inférieure dur. Placez-les dans un plat allant au four. Arroser avec l'huile d'olive et mélanger. Ajouter le sel de mer et l'ail frais ou la poudre d'ail au goût et mélanger. Cuire au four à 350 degrés pendant environ 30 minutes, ou jusqu'à ce que les asperges soient tendres mais encore croquantes. Avant de servir, arroser de jus de citron frais, si désiré.

CHOU FRISÉ

Sac de chou frisé frais

1 oignon émincé

Sel de mer santé et poivre noir

Huile d'olive extra vierge

Ail frais ou poudre d'ail au goût

Romarin

Curcuma

Jus et zeste de citron frais

Dans une casserole, faire cuire le chou et l'oignon dans l'huile d'olive et assaisonner au goût.

ÉPINARDS SAUTÉS

1 sac (1 livre/454 g.) d'épinards frais biologique

Huile d'olive extra vierge

Sel de mer santé et poivre

Jus de citron frais

Ail

Dans une casserole, faire cuire les épinards dans de l'huile d'olive puis assaisonner au goût.

LANIÈRES DE DINDE MARINÉES

Poitrine de dinde, coupée en fines lanières
Huile d'olive extra vierge
Cumin
Curcuma
Cardamome
Coriandre
Paprika
Le poivre noir et le sel de mer santé
Poudre de chili
Gingembre
Feuilles de curry
Cannelle

Combinez les lanières de dinde, l'huile d'olive et les épices. Couvrir et laisser mariner durant au moins une heure ou toute la nuit. Cuire au four à 350 degrés pendant environ 30 à 45 minutes.

Suggestion de présentation: Servir avec mayonnaise aux olives noires (Voir les recettes de mayonnaise qu'on peut utiliser comme trempette)

POULET MARINÉ

Poitrines de poulet

Huile d'olive extra vierge

Ail

Curcuma

Coriandre

Poivre noir et sel de mer santé

Citrons en tranches

Épinards frais

Mélanger tous les ingrédients sauf le poulet et les épinards dans un bol. Ajouter le poulet, couvrir et laisser mariner pendant deux heures ou toute la nuit. Cuire lentement, de sorte que le poulet reste tendre. Servir sur un lit d'épinards.

AUBERGINE RÔTIE AU FOUR

1 petite aubergine, coupée en tiers.

Poudre d'ail

Huile d'olive extra vierge

Sel de mer santé

Persil

Saupoudrer les tranches d'aubergine avec de la poudre d'ail, un peu d'huile d'olive, du sel et du persil. Cuire au four à 350 degrés pendant environ 25 minutes, jusqu'à ce que l'aubergine soit tendre.

MUFFINS À LA FARINE D'AMANDE

2 tasses de farine d'amandes

2 c. à thé de poudre à pâte

1/4 c. à thé de sel santé

1/2 tasse d'huile d'olive extra-vierge ou d'huile de noix de coco

4 œufs

1/3 tasse d'eau purifiée

Stévia au goût - (préférablement en format liquide, utilisez du stévia naturel)

Noix ou mélange d'épices au goût

Mélanger tous les ingrédients. Huiler les moules et ensuite remplir les moules avec la préparation au 2/3. Cuire au four à 350 degrés pendant environ 15 minutes, ou jusqu'à ce qu'un cure-dent en ressorte propre.

LAIT D'AMANDE MAISON

Pour du lait d'amande santé, faire tremper les amandes pendant la nuit, les égoutter et les mélanger dans un mixeur avec de l'eau fraîche.

Pour du lait d'amande super-santé suivez les indications ci-dessus mais laisser reposer dans un endroit chaud pendant deux jours avant de mettre au réfrigérateur. Cela permet de débuter la fermentation qui décompose les amandes, les rendant encore plus facile à digérer.

LAIT D'AMANDE RAPIDE

Mélanger 1 tasse d'amandes et 3 tasses d'eau filtrée dans un mélangeur à haute vitesse; mélanger à haute vitesse jusqu'à ce que le mélange soit complètement liquide. Remarque: en trempant les amandes, vous supprimez la plupart des lectines.

BEURRE D'AMANDE

Placer 1 tasse d'amandes dans un mixeur et mélanger à haute vitesse jusqu'à l'obtention d'un beurre / pâte granuleuse (optionnel : vous pouvez aussi ajouter un peu d'huile d'olive).

CREVETTES AU CUMIN

Huile d'olive extra vierge

Jus de 2 citrons

1 à 2 oignons, tranchés

1 c. à soupe de cumin

2-3 livres (1 à 1,5 kg) de crevettes congelées

Ail optionnel au goût

Combiner tous les ingrédients dans une grande casserole, couvrir et cuire à feu élevé pendant trois à cinq minutes, ou jusqu'à ce que les crevettes soient roses et bien cuites.

BROCHETTES DE POULET

½ livre (250 grammes) de poulet, coupé en cubes

2 c. à soupe de vinaigre de vin rouge

½ c. à thé de sel santé

½ c. à thé de flocons de piment rouge

1 c. à table d'huile d'olive extra-vierge

1 c. à table de basilic

1 cuillère à soupe d'origan

2 gousses d'ail

Courgette, coupée en cubes

Champignons entiers

Poivrons jaunes ou rouges, coupés en dés

Combiner tous les ingrédients dans un sac de plastique; mariner pendant pas plus de 15 minutes. Enfiler le poulet et les légumes sur des brochettes en bois. Cuire au four à 400 degrés pendant 15 à 20 minutes, ou jusqu'à ce que le poulet soit bien cuit.

SOUPE AUX AVOCATS

1 tasse d'eau filtrée

1 avocat, coupé en morceaux

1 à 2 gousses d'ail

1 cuillère à thé de flocons de piment rouge

1 cuillère à soupe de jus de citron frais

Sel de mer santé et poivre

Mettre tous les ingrédients (sauf la garniture) dans un mélangeur à haute vitesse pendant une à deux minutes. Garnir avec des oignons rouges et des pousses de luzerne, si désiré.

TILAPIA MARINÉ (OU TOUT AUTRE POISSON)

Filets de tilapia

Ail

1 c. à thé de cumin

Poivre de Cayenne

1 tasse de jus de citron frais

Mélanger tous les ingrédients, sauf le poisson. Ajouter ensuite le poisson et le laisser mariner au réfrigérateur pendant une heure. Faire cuire les filets de poisson dans une poêle à feu doux dans un peu d'huile d'olive, jusqu'à ce que le poisson se défasse à la fourchette. Jeter le reste de la marinade.

RECETTE DE CRÊPES À FAIBLE TENEUR EN GLUCIDES

1 tasse de farine d'amandes

2 œufs

¼ de tasse d'eau (pour des crêpes plus gonflées, utilisez de l'eau minérale gazeuse)

2 à 3 c. à soupe d'huile de noix de coco

1/4 c. à thé de sel de mer santé

1 c. à thé de stévia

Garniture: jus de citron frais, stévia ou sirop d'érable sans sucre et sans glucides.

Mélanger les ingrédients et faire cuire comme vous le feriez toutes autres crêpes. J'utilise une poêle antiadhésive avec un peu d'huile. La seule différence est que ces crêpes ne feront pas de bulles comme les crêpes habituelles. Retourner lorsque le dessous est bruni. Comme garniture, vous pouvez utiliser du jus de citron frais avec du stévia ou du sirop d'érable sans sucre avec zéro glucides.

SHAKE PROTÉINÉ CÉTOGÈNE

Ceux-ci peuvent être faits avec du lait d'amande non sucré ou du lait de coco non sucré. L'eau filtrée peut également être utilisé pour remplacer le lait.

Utiliser de la poudre de protéine non transformé, biologique à base de plantes avec un profil d'acides aminés complet, sans gluten, sans soja, sans produits laitiers, sans OGM, hypoallergénique, et enrichi avec de l'huile de triglycérides *à* chaîne moyenne (TCM). Contenant: protéine de pois, protéine de canneberge, protéine de chanvre, et de triglycérides à chaîne moyenne (TCM).

La poudre de protéine que j'utilise a seulement 1 gramme total de glucides, 1,2 g de lipides, et 17 grammes de protéines par cuillerée/portion.

Bien mélanger avec le lait d'amandes non sucré ou le lait de noix de coco non sucré ou encore avec de l'eau filtrée puis réfrigérer avant de servir.

Remarque: vous pouvez également ajouter de la cannelle ou stévia au goût. Certaines épices contiennent des glucides - par exemple: 1 c. à thé de cannelle = 2 grammes de glucides. Donc ce doit être inclus dans les grammes de glucide total de la journée.

CROUSTILLES DE CHOU FRISÉ

Vous pouvez aussi utiliser un déshydrateur
alimentaire si désiré.

Un bouquet de chou frais, équeuté
Huile d'olive extra vierge
Curcuma
Poivre et sel de mer santé
Ail au goût (facultatif)

Hacher le chou frisé ou déchirer en gros
morceaux. Arroser d'huile d'olive sur une plaque à
pâtisserie et étendre le chou frisé sur celle-ci.
Saupoudrer avec: curcuma, poivre, sel de mer et
de l'huile d'olive. Ajouter de l'ail (optionnel).

Cuire au four à 350 degrés durant 10 à 15 minutes,
jusqu'à ce que le tout soit croustillant.

MUFFINS À FAIBLE TENEUR EN GLUCIDES

2 tasses de farine d'amande

3 œufs

¼ c. à thé de sel de mer santé

¼ tasse d'eau

¼ tasse d'huile d'olive ou d'huile de noix de coco

Stévia (optionnel)

Pour plus de saveur, utilisez une poignée de noix ou 1 cuillère à thé d'épices mélangées

Mélanger tous les ingrédients, remplir 8 moules à muffin graissés emplis au 2/3. Cuire au four à 350 degrés pendant 20 minutes, ou jusqu'à ce qu'un cure-dent ressorte propre des muffins.

CRAQUELINS AUX AMANDES

1 tasse de farine d'amande

1 blanc d'œuf

Sel de mer santé

Mélanger tous les ingrédients, ajouter de l'eau filtrée, les épices désirés (poudre d'ail ou d'oignons, piment rouge broyé, poivre de Cayenne, etc.) au goût. Tapisser de papier parchemin sure une tôle à biscuits et rouler la pâte aussi mince que désiré, en plaçant un morceau de papier ciré sur le dessus de celle-ci. Couper les craquelins à l'aide d'une roulette à pizza. Saupoudrer de sel de mer. Cuire au four à 325 degrés pendant environ 10 minutes. Les craquelins sur les rebords de la tôle à biscuits bruniront plus rapidement. Vous pouvez donc les enlever en premier et laisser les autres craquelins cuire un peu plus longtemps. Gardez l'œil sur le reste des craquelins et enlever les lorsqu'ils brunissent. Une fois refroidis, ils sont prêts à manger ou à remiser.

CRÈME SURE SANS PRODUITS LAITIERS

1 tasse de noix de cajou (non transformés) et qu'on doit faire trempées

1 tasse d'eau

1 cuillère à thé de poudre de vitamine C

¼ cuillère à thé de sel de mer santé

Faire tremper les noix de cajou durant 2 heures dans de l'eau. Mélanger tous les ingrédients dans un robot culinaire jusqu'à consistance lisse. Ajouter plus d'eau pour la consistance désirée. Réfrigérer durant environ 30 minutes, le tout épaissira quelque peu une fois refroidi.

Vous pouvez également servir le mélange avec une cuillère à soupe de basilic séché, 2 cuillères à thé de jus de citron frais, avec de l'aneth, avec du thym citronné, etc.

PAIN À FAIBLE TENEUR EN GLUCIDES

16 onces (455 grammes) de beurre crémeux aux amandes

6 œufs

¾ tasse d'eau chaude filtrée

2 cuillères à thé de poudre à pâte

1 sachet de stévia (optionnel)

1/2 cuillère à thé de sel de mer

Mélanger dans un mélangeur à haute vitesse les œufs et le beurre d'amande jusqu'à consistance lisse. Ajouter tous les autres ingrédients. Verser dans un moule à pain graissé de 9" X 5" et lisser le mélange. Cuire au four à 325 degrés environ 60 minutes. Laisser refroidir avant de trancher. Vous pouvez également utiliser des moules à muffins pour faire des petits pains.

*** Comment faire du beurre d'amande: Placer 1 tasse d'amandes dans un mixeur, mélangé à haute vitesse jusqu'à obtention d'une pâte d'amandes qui ressemble à du beurre ou est granuleuse (si vous le désirez vous pouvez aussi ajouter un peu d'huile d'olive).

HOMARD BOUILLI OU CRABE

Submerger le homard(s) ou les pattes de crabe dans de l'eau bouillante avec un peu de sel de mer.

Homard: Faire bouillir le homard d'environ 2 livres durant environ 10 minutes, de 2 à 4 livres jusqu'à 15 minutes, ou jusqu'à ce qu'à ce que la coquille soit entièrement rouge.

Crabe d'Alaska: tremper et rincer puis faire bouillir durant 7 à 10 minutes.

Crabe des neiges: tremper et rincer puis faire bouillir durant environ 7 minutes.

Optionnel: tremper dans du jus de citron frais mélangé avec de l'ail haché ou de la mayonnaise.

POULET OU PORC (À LA JAMAÏCAINE)

Ingrédients:

Assaisonnement à la Jamaïcaine (Jerk)
Huile d'olive
Épices pour poulet
Poulet ou porc coupé en petits cubes
Jus de lime frais
Sel de mer et poivre

Laisser mariner au réfrigérateur pendant la nuit tous les ingrédients. Dans une casserole, faire revenir dans l'huile d'olive jusqu'à ce que le poulet soit bien cuit. Servir avec des tranches de lime.

MORUE OU AIGLEFIN MARINÉ

Ingrédients:

Filets de Morue ou d'Aiglefin
Persil frais
Huile d'olive
Ail
Jus de citrons ou limettes frais
Épices pour poisson

Laisser mariner tous les ingrédients au réfrigérateur pendant la nuit. Dans une casserole, faire revenir dans l'huile d'olive jusqu'à ce que le poisson se défasse à la fourchette. Servir avec des tranches de citrons ou limettes.

BROWNIES AU CHOCOLAT

Ingrédients:

3 mesures de poudre de protéine cétogène au chocolat

3 tasses de farine d'amande ou de noisette

1 tasse de lait d'amande ou de noix de coco non sucré

1 once de graines de tournesol

3 c. à thé de beurre d'arachides bio (optionnel)

2 c. à table d'huile de coco ou d'olive.

Mélanger tous les ingrédients et étendre sure une tôle à biscuits 8" X 8". Mettre dans le congélateur durant 30 minutes et ensuite couper en 25 carrés égaux. Chaque carré contient environ 3-4 gr total de glucides. Ratio cétogène de 3.5 : 1

MACARONS AU CHOCOLAT ET NOIX DE COCO

Remplir un plat de 8 moules à muffin ou un contenant de cubes à glace pour que chacun des moules contienne les ingrédients suivants:

17gr d'huile de coco bio et extra vierge

2.5gr de flocons de noix de coco
1gr de poudre de cacao non sucré

Optionnel: ajouter du stévia 100% naturel pour sucrer.

Mettre le moule à muffin ou contenant de cubes à glace dans le congélateur et laisser refroidir. Prêt à manger quand les macarons sont assez durs. Chaque macaron moins de 1gr total de glucides.

ASSIETTE DE SAUMON FUMÉ BIO

Placer dans l'assiette une portion de saumon fumé bio.

Verser un filet d'huile d'olive extra vierge et bio sur le saumon.

Ajouter quelques tranches d'oignon rouge,
Quelques câpres et un peu de jus de citron frais bio.

On peu aussi servir sur un lit de laitue.

SAUCE PESTO

Peut être servie avec viande, poisson, fruits de mer, salade, pizza cétogène et autres.

Ingrédients:

3 gousses d'ail (3gr total de glucides)

2 tasses de feuilles de basilic bio (1.5gr total de glucides)

3 c. à table de noix de pin (3gr total de glucides)

Un peu de sel de mer rose et poivre

½ tasse d'huile d'olive extra vierge et bio (108gr the lipides)

Optionnel: Jus de citron frais bio (0.5gr total de glucides)

Utiliser un robot culinaire pour mélanger tout les ingrédients sauf l'huile d'olive que vous devez verser en dernier à petit filet et très lentement. Mélanger et ajouter l'huile d'olive jusqu'à la consistance désirée. Prêt à servir. Ratio cétogène de 108 : 8. On peut diviser le nombre total de glucides par la portion. Par exemple, si je mange la moitié de cette recette, la moitié de 8gr de glucides est 4gr.

CROUTE DE PATE A PIZZA OU PAIN PITA

Ingrédients:

1 tasse de chou-fleur cru, râpé dans le robot culinaire

3 oeufs bio

Poudre d'ail, au goût.

Epices (basilique, curcuma, etc.) au goût.

1 C. à table de grains de lin, chia ou sésame.

Une pincée de bicarbonate de soude.

Cuire à 450 degré F, durant 15 minutes sur une plaque à pizza de 12 pouces recouverte de papier sulfurisé/parchemin au fond de la plaque.

Ensuite, tourner de l'autre côté à l'aide de papier parchemin qu'on place sur le dessus et faire cuire 5 minutes de plus. Retirer du four.

Note : On peut faire cuire en forme de plusieurs petits ronds pour faire comme du pain pita ou en carrés.

Glucides:

Croute: 5 gr au total pour le chou-fleur.

Graines: 1-2 gr au total pour les grains et poudre d'ail.

Oeufs: 12 gr de lipides & 18 gr de protéines.

Ratio: 4-5 : 1

CROUTE DE PATE A PIZZA (SANS OEUFS)

Ingrédients:

1 grosse tête de chou-fleur
¾ de tasse d'amandes moulues
1 ½ c. à table d'origan
Sel de mer rose et poivre bio au gout
¼ de tasse de graines de chia
¾ tasse d'eau
Ail au gout

Mélanger les graines, l'eau et placer le mélange au frigo pour environ 20 minutes.

Râpé le chou-fleur dans un robot culinaire.

Mesurer environs 3 tasses de chou-fleur râpé et ajouter les amandes, l'origan, l'ail, sel et poivre. Ajouter ensuite l'eau et les graines chia. Former une boule de pâte et placer sure une plaque a pizza recouverte de papier parchemin et puis ensuite former une croute mince sur la plaque tout en formant un rebord.

Cuire à 400F pour environ 25 minutes. Voir la recette suivante pour garnitures (pizza céto d'Élaine) et temps de cuisson additionnel.

PIZZA CETO D'ELAINE

Ingrédients :

Croute à pizza (voir recettes précédentes).
Sauce pesto (voir recette précédente) portion au gout.

Suggestion de garnitures :

Lanières de poulet ou tranches de Saucisse à la dinde ou poulet biologique déjà cuit.
Olives tranchées.
Fleurets de brocoli déjà cuit.
Champignons tranchés.
Oignon rouge en tranches minces
Petits morceaux de fromage de chèvre bio ou fromage végétalien.
Origan au gout
Ail au gout
Sel de mer rose et poivre bio

Ajouter les garnitures sur la croute à pizza, faire cuire au four à 400F (environ 5-10 minutes) et servir.

On peut aussi ajouter plus de légumes pour remplacer la viande pour les végétaliens car le ratio cétogène est élevé en utilisant la recette de pesto précédente.

SPAGHETTI CETO

Ingrédients :

1 tasse de nouilles de varech (2gr au total de glucides)
La moitié de la recette de pesto précédente
10gr d'oignon rouge en tranches minces
30gr de crevettes précuites ou plus grosse portion

Pas de cuisson! Prêt à manger avec environ 6gr au total en glucides. On peut aussi remplacer les crevettes par des légumes pour les végétaliens car le ratio cétogène est élevé en utilisant la recette de pesto précédente.

EXEMPLES DE MENUS QUOTIDIENS NON VEGANS

	JOUR 1
Déjeuner	Oeuf(s) sautés; saucisse à la dinde naturelle; avocat frais tranché.
Collation du matin	Noix mélangées
Diner	Poulet à la coriandre; épinards frais
Collation après-midi	Algues marines
Souper	Saumon cuit au four; asperges grillées.

	JOUR 2
Déjeuner	Omelette aux épinards et champignons
Collation du matin	Olives noires
Diner	Tilapia; chou-fleur cuit à la vapeur
Collation après-midi	Noix
Souper	Poulet mariné sur lit d'épinards frais

	JOUR 3
Déjeuner	Œufs brouillés, avocats frais tranchés
Collation du matin	Amandes
Diner	Crevettes au cumin; asperges grillées
Collation après-midi	Olives noires
Souper	Poulet au curcuma; brocoli cuit à la vapeur

	JOUR 4
Déjeuner	Oeufs pochés; oignons; saucisses naturelles
Collation du matin	Amandes enrobées de cannelle
Diner	Boulettes à la dinde; épinards frais
Collation après-midi	Noix mélangées
Souper	Aiglefin au four; chou frisé sauté

	JOUR 5
Déjeuner	Omelette aux épinards et champignons
Collation du matin	Olives noires
Diner	Crevettes à l'ail; salade mélangée
Collation après-midi	Amandes enrobées de cannelle
Souper	Poulet à la coriandre; chou de Bruxelles

	JOUR 6
Déjeuner	Œufs; saucisse à la dinde naturelle; oignons tranchés
Collation du matin	Noix mélangées
Diner	Poulet jerk (jamaïcaine); brocoli
Collation après-midi	Noix mélangées
Souper	Galettes de dinde; salade de cresson

	JOUR 7
Déjeuner	Oeufs brouillés, avocat frais tranché
Collation du matin	Sardines avec jus de citron frais
Diner	Saumon; champignons
Collation après-midi	Amandes enrobées de cannelle
Souper	Pilons de poulet; épinards sautés

CHAPÎTRE DOUZE

Opération d'urgence au cerveau

Le 9 mars 2012, ma sœur a dû passer par la chirurgie d'urgence au cerveau en raison d'un anévrisme cérébral.

Après une longue opération, le chirurgien nous a informés qu'elle était critique pour les prochaines 72 heures. On nous a dit qu'elle ne pourrait peut être pas survivre. Ils ont prévu la garder dans le coma pendant aussi longtemps que nécessaire, pour maintenir la pression dans son cerveau stable afin d'éviter l'hémorragie.

Si elle survit, elle devra avoir une autre intervention chirurgicale plus tard, afin de remettre une partie de l'os crânien à l'arrière du côté gauche de la tête, qui a été enlevée au cours de la chirurgie en raison de l'enflure.

On nous a dit que sa vision serait affectée en raison d'où était l'hémorragie, et elle aurait peut-être d'autres problèmes qui resteraient inconnus jusqu'à ce qu'elle se réveille, si elle survit. Le saignement était d'environ un pouce et demi, donc il y aurait sans doute d'autres problèmes.

Elle a survécu à la chirurgie et elle a aussi survécu à la période critique de soixante-douze heures après la chirurgie. Pour les 5 à 6 jours après la chirurgie, elle a été maintenue dans un coma. Nous avons continué à prier car c'était la seule chose qu'on pouvait faire.

Quand elle s'est réveillée du coma, c'était comme si elle souffrait de démence. Elle fixait du regard le plafond et parlait de n'importe quoi sans faire de sens. Elle était incapable de bouger son bras droit et sa jambe droite. Son pied droit était comme pointé vers le pied gauche et sa main droite était recroquevillée vers son corps. Elle est droitière et elle ne pouvait même pas tenir une fourchette pour se nourrir.

Quand je l'ai vu avec ce regard vide, ca m'a rappelé ma grand-mère qui avait la maladie d'Alzheimer. Tout de suite, cela m'a fait penser à mes recherches et l'information que j'avais trouvée qui reliait l'huile de noix de coco et les cétones pour aider les patients atteints de la maladie d'Alzheimer. Ca m'a rappelé que j'avais aussi lu quelque part que les cétones sont la meilleure source d'énergie pour le cerveau. De plus, durant une interview, j'avais vu le docteur Mary Newport expliquer que son mari avait eu une amélioration avec la maladie d'Alzheimer après avoir ajouté l'huile de coco à sa diète. [115]

Le personnel de l'hôpital essayait de la faire manger et boire pour pouvoir lui enlever le soluté et le sac pour uriner. J'ai regardé de près la nourriture et c'était une sorte de pudding sucré. Il y avait aussi un breuvage à la vanille qu'on asseyait de lui faire boire. J'ai regardé les ingrédients sur l'étiquette de valeur nutritive du breuvage et il y avait beaucoup de sucre et plusieurs ingrédients artificiels. Quand ils essayaient de mettre la nourriture dans sa bouche, elle la crachait et la refusait. Je me souviens avoir pensé en moi-même que ce n'était pas quelque chose très santé et que c'était une bonne chose qu'elle refuse de manger et boire ces choses.

J'ai quitté l'hôpital et je suis allé directement au magasin de produits naturels pour acheter de l'huile de noix de coco extra vierge et biologique ainsi que du lait d'amande non sucré. Je me suis souvenu d'avoir lu que les amandes contiennent du zinc, ce qui est bon pour le cerveau, en plus de contenir d'autres éléments nutritifs et d'avoir une faible teneur en glucides. Ensuite, J'ai supplié ma famille de lui faire manger et boire ces deux choses et de pousser l'huile de noix de coco dans le fond de sa gorge s'il fallait la forcer. Je leur ai rappelé que tout le monde pensait que j'étais folle quand j'ai refusé tous les traitements conventionnels toxiques pour le cancer et que j'ai fait de ma diète cétogène à la place. Je leur ai dit de me regarder et je leur ai rappelé que j'étais en rémission complète à cause de ma diète. Je leur ai demandé de me faire confiance car j'aimais ma sœur et je voulais qu'elle aille mieux et ils avaient

201

besoin de me faire confiance parce que j'étais certaine que ca pouvait l'aider. J'ai insisté tellement qu'ils l'ont fait. Donc, après le réveil du coma, après avoir retiré le tube de sa bouche, elle a été introduite à l'huile de noix de coco bio et le lait d'amande non sucré.

Quand elle a commencé à manger plus, ma mère préparait des plats faits maison pour elle et on lui donnait toujours l'huile de noix de coco bio trois fois par jour.

Après quelques jours, elle parlait et a commencé à faire plus de sens. Ensuite, elle a commencé à bouger son pied droit et le bras droit. Par la suite, elle pouvait marcher. Le personnel des soins intermédiaires ne pouvait pas croire le progrès qu'elle faisait si rapidement. Ma sœur en devenant plus indépendante n'avait plus le goût de prendre de l'huile de coco, mais je lui ai dit que je me fichais qu'elle aime ca ou pas, et que je voulais qu'elle me promette qu'elle prendrait l'huile de coco parce que je l'aimais et je voulais qu'elle aille mieux. Elle m'a promis qu'elle la prendrait trois fois par jour avec sa nourriture. Comme la partie de l'os du crâne n'avait pas encore été remise en place dans le derrière de sa tête, elle avait quelqu'un qui la surveillait 24/7 afin qu'elle ne cogne pas sa tête et meure. Le personnel de l'hôpital (même les médecins) lui demandait ce qu'elle mangeait quand elle mangeait ses énormes cuillerées d'huile de coco en grimaçant. Elle leur disait que c'était pour son cerveau et qu'elle avait promis à sa sœur de le prendre. Ils regardaient son pot d'huile de coco et levaient le nez avec dédain sans rien dire et la laissaient prendre l'huile.

Elle est restée un mois aux soins intermédiaires en raison de ne pas avoir en place l'os du crâne pour protéger le cerveau. Après un mois, elle a eu une autre intervention chirurgicale pour remettre l'os du crâne en place. L'anesthésiste qui est venu la voir avant la chirurgie était le même que celui de la première chirurgie. Il regardait son dossier et il lui a dit qu'elle revenait de très loin et qu'il avait du mal à croire comment elle allait après ce qu'elle venait juste de passer.

Quelques jours après la deuxième opération, elle a eu son congé de l'hôpital et a été envoyé à un endroit pour la réadaptation. A l'endroit de réadaptation, ils ne savaient pas quoi faire avec elle. Elle était la seule qui marchait et qui n'était pas paralysé. Elle pouvait se laver, elle pouvait se nourrir, elle pouvait s'habiller et elle marchait avec ses sandales à talons hauts-elle ne voulait rien savoir des chaussures pour handicapé et elle n'en avait pas besoin. Elle s'est fait dire que les gens qui avaient la moitié de la grosseur du saignement sur le cerveau qu'elle avait eu, étaient paralysés, et ils ne pouvaient pas croire à quel point elle allait bien. Après seulement quelques jours, elle a eu son congé et a été envoyée chez elle.

Ils ont envoyé quelqu'un pour le suivi à la maison. Ma sœur a dit que le travailleur de réadaptation qui est venu à la maison lui a dit qu'elle n'était pas en mesure d'aller sur l'internet et d'utiliser le clavier pour écrire. On lui a dit d'oublier le tout, comme elle ne serait plus capable d'écrire et d'aller sur l'internet, elle avait besoin de s'adapter à sa nouvelle réalité. Deux jours plus tard, ma sœur a commencé à écrire des mots sur le clavier et m'a envoyé un message en ligne. J'ai commencé à pleurer quand j'ai reçu son message... des larmes de joie.

Dans le livre *"The Ketogenic Diets,"*[116] il y a une liste de conditions non épileptiques pour lesquelles de nouvelles études scientifiques démontrent qu'une diète cétogène peut être bénéfique. La liste comprend les conditions suivantes: tumeurs cérébrales et peut-être d'autres cancers; traumatisme crânien grave et peut-être l'encéphalopathie hypoxique/ischémique; accidents vasculaires cérébraux; maladies cardiaque; maladie d'Alzheimer; maladie de Parkinson; la sclérose latérale amyotrophique (SLA); le diabète; l'autisme; maladies inflammatoires; migraines; l'hyperactivité sévère; etc.

EPILOGUE

Cette recherche a été faite avec mon coeur. Les connaissances que j'ai acquises pour mon fils m'ont aussi probablement sauvé la vie quand j'ai été diagnostiqué avec une forme agressive de cancer.

Je vous transmets ce savoir, en espérant qu'il va vous aider avec votre santé. J'espère que vous allez apprendre, comme je l'ai fait, au sujet de la puissance de la nourriture que nous mangeons.

Si vous avez besoin, vous pouvez me trouver sur ma page FB et je vous ajouterai sur mon groupe de soutien pour ma diète cétogène qui se nomme: Elaine's Alternative Health Tips for Cancer, Type 1 Diabetes & Other Ailments.

Encore une fois, parce que ca en vaut la peine, j'espère que jamais vous ne sous-estimerez la puissance de l'alimentation. De tout mon cœur, je vous souhaite la santé, l'amour et plein de bénédictions. Tout comme le titre du film de Jim Abrahams, et en particulier pour les petits enfants et ceux qui souffrent, je vous laisse avec ces mots appropriés: "FIRST DO NO HARM" (i.e.: en premier ne pas faire de mal).

TÉMOIGNAGES

Je n'allais pas bien du tout. Mes tumeurs écrasaient ma trachée, mon poumon gauche et l'aorte. J'avais une sensation d'étranglement dans la gorge. C'était rendu au point où je devais dormir assise et je me réveillais la nuit parce que je ne pouvais plus respirer. Mes pilules restaient prises dans ma gorge et ça faisait très mal. J'ai eu des traitements de chimio et de la radiothérapie. J'ai aussi essayé des thérapies alternatives mais rien ne fonctionnait.

J'ai commencé la Diète Cétogène Cantin et finalement j'ai réussi à la faire comme il faut. Après un peu plus d'une semaine, de ce que je peux mesurer autour de mon cou, la tumeur s'est résorbée de 1.5 pouces. Je dors maintenant normalement et je ne me réveille plus avec difficulté à respirer.

Kelly (Californie, USA)

Le cancer ne me fait plus peur. Après un diagnostic de cancer du sein en 2009, j'ai eu une tumorectomie, mais j'ai décidé de ne pas avoir de radiothérapie et de chimiothérapie. Une de mes amies qui a suivi les voies alternatives pour le traitement du cancer du sein et qui en est morte suite à une récidive, m'avait dit : "Si j'avais à recommencer, je prendrais tout ce que les médecins proposent incluant la chimiothérapie, la radiothérapie et je ne refuserais rien ". Cependant, quand j'ai eu le diagnostic, je savais que ce n'était pas la bonne voie pour moi. Élaine et moi nous sommes rencontrées en ligne en 2010, lorsque j'ai été prise de panique après la découverte de trois nouvelles petites masses (une dans le sein de la tumorectomie, et plus inquiétant encore, deux dans l'autre sein). Les suggestions alimentaires d'Élaine ont été ajoutées à ma diète et un mois plus tard selon les résultats des examens pour le cancer, une seule masse restait. Un mois de plus après ça et il n'y avait plus de cancer. Je ne m'inquiète plus du cancer car que je sais qu'avec l'aide de la Diète Cétogène Cantin je peux me débarrasser des récidives si nécessaire. L'information d'Élaine pour les allergies est très importante pour moi car je savais déjà que j'étais intolérante au blé et aux produits laitiers. J'avais laissé le blé être réintroduit dans mon alimentation. Je ne vais pas refaire cela. Merci Élaine pour tes efforts inlassables pour nous tous. Tu es une bouée de sauvetage.

Gilli M. (London, G.B.)

Ma fille de 6 ans a été diagnostiquée avec le diabète de type 1 en décembre 2013. Nous avons commencé avec la routine normale de la médecine occidentale parce que nous ne savions pas qu'il y avait d'autres options. Donc, les injections d'insuline ultra-rapide et lente à chaque jour et à chaque repas. Nous avons continué de cette façon jusqu'en Mars 2014, lorsque nous avons été introduits au livre d'Élaine Cantin. Nous avons commencé graduellement avec une version simplifiée de la Diète Cétogène Cantin, en mettant l'accent sur la réduction des glucides (moins de 15g par repas) car nous savions qu'elle aurait de la difficulté avec des changements majeurs. Dans les 48 heures après le début de la diète, il y avait une différence notable. Son taux de glycémie baissait et nous n'arrêtions pas de diminuer l'insuline selon son besoin. Après trois semaines, elle n'avait plus besoin d'insuline du tout. Elle est toujours sans insuline depuis le mois de mars.

Jodi (Montana, USA).

Nous avons commencé la Diète Cétogène Cantin parce que ma mère a le cancer des ovaires. J'ai aussi une fillette de 6 ans qui souffre d'épilepsie et qui avait de une à trois crises d'épilepsie à chaque soir. Depuis que nous avons commencé à manger cétogène, elle n'a pas eu aucune crise. Je ne lui fais pas faire la diète aussi sévèrement que ma mère et elle mange aussi un repas à l'école. Je pense que l'huile de coco est l'une des principales raisons pour cela. Ma fille est dans une classe pour les enfants ayant des besoins spéciaux et depuis les deux dernières semaines, les enseignants me disent qu'elle va beaucoup mieux à l'école et qu'elle participe et répond aux questions.

J'apprécie tous les conseils.

Annette (Caroline du Sud, USA)

J'avais des douleurs abdominales pendant des mois. Je suis diabétique de type 2 et insulinodépendante. Suite à la modification de ma diète pour suivre ce plan, la douleur abdominale est presque complètement disparue (énorme soulagement car les médecins ne pouvaient pas comprendre ce qui m'arrivait) et la Diète Cétogène Cantin m'a permise de me débarrasser complètement de l'insuline. C'est un régime difficile à suivre, mais les résultats en valent vraiment la peine.

Crystal (USA)

En plus du cancer, j'avais une maladie rénale depuis 1994. Mon médecin m'avait dis que c'était de stade 3, qu'il n'y avait rien à faire et que quand je serais au stade 4, j'aurais besoin de faire la dialyse. Après 7 mois sur la diète cétogène Cantin, ma fonction rénale a été jugée normale par mon médecin (possiblement plus tôt que 7 mois mais c'est à ce moment-là que j'ai fait le test).

Susan (USA)

J'avais 6 tumeurs cancéreuses aux poumons. A mon dernier examen en janvier 2014, avec la diète d'Élaine, des légumes crus et de l'eau alcaline, je n'avais plus de cancer après un an. Tout cela était sans chimiothérapie, sans chirurgie et sans radiothérapie. Il ne faut pas lâcher et il faut croire en cette diète et trouver la bonne combinaison avec les cétones qui vous donnera les meilleurs résultats possibles.

Marie (Floride, USA)

Et c'est parti! Mon mari a eu son deuxième examen d'IRM pour le cancer de la prostate. Son taux de PSA continue de diminuer. Il avait un rendez-vous aujourd'hui avec le naturopathe et a eu les résultats de l'IRM : pas de cancer! PARTI, PLUS RIEN ! C'est à cause de vous Élaine Cantin et de votre diète. Dieu nous a conduit à vous ... MERCI, MERCI, MERCI et que Dieu vous protège tous... ne lâchez pas la diète. Tout le reste va très bien aussi. Mon mari a perdu 35lbs et il en est très heureux. Merci beaucoup, nous sommes ravis!

Jackie

Mon mari a été diagnostiqué avec lymphome malin de stade avancé en février 2013 et on nous a mis en garde que le pronostic n'était pas bon. Après avoir commencé la chimio, nous avons entendu parler de la diète cétogène et nous avons fait beaucoup de recherches. Ca faisait du sens. Alors, nous avons acheté le livre d'Élaine et l'avons mis en pratique de notre mieux. Nous avons essayé d'obtenir l'aide d'une nutritionniste, mais elle était négative et n'aidait pas. Je me suis consacré à faire les repas. En Juillet 2013, après 6 traitements de chimiothérapie (au lieu d'en avoir de 8 à 10 ou plus), les tests ont révélé que le lymphome était disparu. Il avait également le cancer de la prostate et hier son urologue a dit que ses tests sanguins étaient très bons et l'examen a révélé une amélioration dans la glande elle-même. Mon mari n'est plus sous pression d'avoir une intervention chirurgicale. Merci pour votre livre.

J'ai découvert en octobre 2013 que j'avais le cancer du sein de stade 3. J'avais 4 tumeurs au sein, dont une qui était énorme et mesurait 5x7x10cm. J'avais aussi deux ganglions lymphatiques cancéreux. J'ai fait un traitement de chimio et j'ai décidé de ne pas continuer. J'ai lu votre livre et j'ai fais votre diète cétogène. J'ai aussi pris plusieurs suppléments et je me suis fait suivre par un naturopathe. J'ai fait un autre traitement de chimio plus forte et je n'ai pas aimé du tout. J'ai donc décidé encore une fois de ne pas continuer. J'ai accepté de prendre l'herceptin et un nouveau médicament anti-HER2 . J'ai fait ce traitement combo 3 fois. Je faisais aussi un détox avec des huiles essentielles et j'ai passé de nombreuses heures dans un lit infrarouge. J'ai décidé de ne pas attendre et d'avoir une chirurgie le 24 février. Le rapport de la pathologie après l'opération a démontré qu'il restait seulement du cancer à 2 endroits au lieu de 4. Il restait seulement 0.8cm de l'énorme tumeur…oui 0.8cm et un ganglion lymphatique avec 0.3cm. Je sais que la diète et les efforts alcalins ont fait la différence. Le chirurgien était surpris de voir comment le cancer de stade avancé c'était résorbé avec seulement 2 traitements de chimio et 3 doses anti-HER2. Succès. Je n'ai plus de soucis maintenant. Ma diète et mes suppléments vont empêcher le cancer de revenir. Merci d'avoir partagé vos connaissances!

Jenny, Dentiste (Minnesota, USA)

Merci Élaine pour tout le travail que tu as fait et que tu continus de faire pour cette diète miraculeuse! Je viens d'apprendre au début mai 2014 que ma tumeur de 3,9 cm a disparu! Mes poumons sont 100% en santé et je n'ai plus de métastases! Je vais m'en tenir à la diète pour un bon moment encore.

Très bien pour quelqu'un qui était censé avoir de 1 à 3 mois à vivre le 10 Janvier 2014.

Que Dieu te bénisse xxx

Lisette (Québec, Canada)

Nouvelle de feux en cette merveilleuse journée! J'ai passé des examens hier et j'ai pratiquement 30% de la masse cancéreuse dans l'intestin qui s'est résorbée! Je ne peux vous décrire à quel point je suis le gars le plus heureux au monde, vous n'avez pas idée. Il fallait que je partage ma joie, je suis aux anges, merci aux prières et à Élaine Cantin de m'avoir montré d'autres alternatives... je lui dois la vie et en retour j'aiderai d'autres gens à poursuivre leurs rêves et leurs principes! Merci à Dieu!

Benjamin, 20 ans (Québec, Canada)

Références

1. Hill, Lewis W., et al., *The Allen (Starvation) Treatment of Diabetes.* 4th ed. Boston: Leonard 1921. Print.
2. Freeman, John M., et al., *The Ketogenic Diet.* 4th ed. New York: DemosHealth 2007. Print. p.25-28
3. Hill, Lewis W., et al., *The Allen (Starvation) Treatment of Diabetes.* 4th ed. Boston: Leonard 1921. Print.
4. Evert A. *"Rethinking the Triad of Diabetes in the New Millennium."* ADA 20 Jun. 2009. Web. 18 May 2012.
    <http://spectrum.diabetesjournals.org/content/22/3/132.full>
5. *Joslin EP. A Diabetic Manual for the Mutual Use of Doctor and Patient. BiblioBazaarReproduction 2008. Print.*
6. Kossoff, Eric H., et al., *Ketogenic Diets.* 5th ed. New York: demosHEALTH 2011. Print. P.15-16.
7. Atkins, Robert C. *Dr.Atkins' Diet Revolution.* New York: Bantam Books 1973. Print.
8. Mayo Clinic. "Beta-Hydroxybutyrate, Serum". Mayo Medical Laboratories 1995. Web. 06 May 2012.
    <http://www.mayomedicallaboratories.com/test-catalog/print.php?unit_code=9251>
9. Jarrett, SG., et al. "The ketogenic diet increases mitochondrial glutathione levels." Online Library 04 May 2008. Web. 12 May 2012.
    <http://onlinelibrary.wiley.com/doi/10.1111/j.1471-4159.2008.05460.x/full>
10. Nagasawa, H. Personal interview. 26 Dec 2009.
    <http://www.youtube.com/watch?v=fYQibc32CfM>
11. Hyman, Mark. Personal interview. 18 Jul 2008.
    <http://www.youtube.com/watch?v=Eh2PYQBICWs>
12. Wikipedia. "Otto Heinrich Warburg". Wikipedia 10 May 2012. Web. 14 May 2012.
    <http://en.wikipedia.org/wiki/Otto_Heinrich_Warburg>
13. Moller, N, and J. Jorgensen. "Effects of Growth Hormone on Glucose, Lipid, and Protein Metabolism in Human Subjects." Endocrine Reviews April 2009. Web. 19 May 2012.
    <http://edrv.endojournals.org/content/30/2/152.full>

14. Langfort, J, et al. "Effect of low-carbohydrate-ketogenic diet on metabolic and hormonal responses to graded exercise in men." NCBI June 1996. Web. 19 May 2012.
<http://www.ncbi.nlm.nih.gov/pubmed/8807563>
15. Quigley, Max. " The Keto Diet For Women." .LiveStrong 29 Jul. 2011. Web. 19 May 2-12.
<http://www.livestrong.com/article/504942-the-keto-diet-for-women/>
16. Fine EJ, et al., "Acetoacetate reduces growth and ATP concentration in cancer cell lines which over-express uncoupling protein 2". The National Center for Biotechnology Information 29 May 2009. Web. 05 May 2012.
<http://www.ncbi.nlm.nih.gov/pubmed/19480693?ordin alpos=1&itool=EntrezSystem2.PEntrez.Pubmed.Pubme d_ResultsPanel.Pub>
17. Ross, Meyrizza. "Acetone in Children, children." Education and health-child. Jan 2010. Web. 05 May 2012.
<http://mikadokids.com/infant-and-child-health/acetone-in-children/>
18. Wikipedia. "Ketonuria." Wikipedia 25 Apr. 2012. Web. 5 May 2012.
<http://en.wikipedia.org/wiki/Ketonuria>
19. Nam-Seok, Joo, et al. " Ketonuria after Fasting may be Related to the Metabolic Superiority." NCBI Dec. 2010. 19 May 2012.
<http://www.ncbi.nlm.nih.gov/pmc/articles/PMC29952 32/>
20. Jagatha, B, et al. "Curcumin treatment alleviates the effects of glutathione depletion in vitro and in vivo: therapeutic implications for Parkinson's disease explained via in silico studies." NCBI 1 March 2008. Web. 14 May 2012.
<http://www.ncbi.nlm.nih.gov/pubmed/18166164>
21. Santangelo, F. "Intracellular Thiol Concentration Modulating Inflammatory Response: Influence on the Regulation of Cell Functions Through Cysteine Prodrug Approach." Current Medicinal Chemistry, Volume 10, Number 23, December 2003 , pp. 2599-2610(12). Web. 12 May 2012.
<http://www.ingentaconnect.com/content/ben/cmc/2003 /00000010/00000023/art00012>

22. Kumaran, VS., et al. "Repletion of antioxidant status by EGCG and retardation of oxidative damage induced macromolecular anomalies in aged rats." ScienceDirect 07 Nov 2007. Web 12 May 2012. <http://www.sciencedirect.com/science/article/pii/S053 1556507002495>

23. Crumley Hill S. "What Foods Increase Glutathione Levels?." LiveStrong 6 Nov 2009. Web 20 May 2012. <http://www.livestrong.com/article/32331-foods-increase-glutathione-levels/>

24. Kuekids Australia. "Theoretical Basis Of The Ketogenic Diet." Kuekids Australia . Web. 12 May 2012. <http://home.iprimus.com.au/kuekids/keto/kdbook/tbotk d.html>

25. Tisdale, MJ, et al. "Reduction of weight loss and tumour size in a cachexia model by a high fat diet." NCBI 1987 Jul;56(1):39-43. Web 12 May 2012. <http://www.ncbi.nlm.nih.gov/pubmed/3620317>

26. Wang, Xiaobin, Pongracic JA, "Children's Memorial Food Allergy Study: Addressing major questions about food Allergies in children." Children's Memorial Hospital fall/winter 2009. Web. 10 May 2012. <https://www.childrensmemorial.org/documents/researc h-fd_allergy_study-childsdocfall09.pdf>

27. Hill, Lewis W., et al., *The Allen (Starvation) Treatment of diabetes.* 4th ed. Boston: Leonard 1921. Print. P.8.

28. Freeman, John M., et al., *The Ketogenic Diet.* 4th ed. demosHEALTH 2007. Print.

29. Somers, Suzanne. *KNOCKOUT.* New York: Crown Publishers 2009. Print.

30. D'Adamo, Peter. "Eat right 4 Your Type." New York: Penguin Putnam 1996. Print.

31. O'Donohoe, PB, et al. "Exploring the clinical utility of blood ketone levels in the emergency department assessment of paediatric patients." EMJ 2006. Web. 20 May 2012. <http://emj.bmj.com/content/23/10/783.abstract>

32. Wikipedia. "Ketonuria." Wikipedia 25 Apr. 2012. Web. 5 May 2012. <http://en.wikipedia.org/wiki/Ketonuria>

33. Islets of Hope. "What Things Can Produce Ketones?" Islets of Hope 2006. Web. 19 May 2012. <http://www.isletsofhope.com/diabetes/care/ketones_1.html#produce>

34. Fife, Bruce. "Conquering Alzheimer's with Coconut Ketones." Coconut Research Center 2010. Web. 19 May 2012. <http://www.coconutresearchcenter.org/Conquering%20Alzheimers%20with%20Coconut%20Ketones.htm>

35. Lipsman, Mark. "What I learned from Cancer." GoodHealthInfo 2001. Web. 19 May 2012. <http://www.goodhealthinfo.net/cancer/what_i_learned.htm>

36. Pedersen, Dorothy. "Fasting Cured PH.D.'S Benign Jaw Tumor After Oncologist Told Her it Requires Surgery." Fasting Center International. Web 05 May 2012. < http://www.fasting.com/jawtumor.html>

37. Hoffard, Sammy. "Fasting-Healed of Ovarian Caner." Freedom You. Web. 12 May 2012. <http://www.freedomyou.com/fasting_book/healed_of_cancer.htm>

38. Wikipidia. "Otto Heinrich Warburg." Wikipidia 10 May 2012. Web 19 May 2012. < http://en.wikipedia.org/wiki/Otto_Heinrich_Warburg>

39. Heise, D. "Glucose: The Fuel of Cancer Cells". Heise Health Clinic 2011. Web. 19 May 2012. <http://www.drheise.com/cancersugar.htm>

40. MacArthur, J. "What is Lactic Acid?". WiseGEEK 2003. Web. 19 May 2012. <http://www.wisegeek.com/what-is-lactic-acid.htm>

41. Purac. "Lactic Acid". Lactic Acid. Web 22 May 2012. <http://www.lacticacid.com/lactic_acid_in_food.html>

42. Rofstad, E, et al. "Acidic extracellular pH promotes experimental metastasis of human melanoma cells in athymic nude mice." NCBI 2006. Web. 19 May 2012. <http://www.ncbi.nlm.nih.gov/pubmed/16818644>

43. Seyfried, TN, L. Sheldon, "Cancer as a Metabolic Disease". NCBI 2010. Web. 19 May 2012. <http://www.ncbi.nlm.nih.gov/pmc/articles/PMC2845135/>

44. Thuo, Joseph. "A New Hypothesis on Spontaneous Remission of Cancer". Second Opinions 02 Apr. 2010. Web. 04 May 2012 <http://www.second-opinions.co.uk/thuo-hypothesis-2.html>.

45. MBVax. "William Coley". MBVax. Web. 13 May 2012. <http://www.mbvax.com/william_coley.htm>

46. MBVax. "Historical Results". MBVax. Web. 13 May 2012. <http://www.mbvax.com/historical_results.htm>

47. Martin, W. "Coley's Toxins: A Cancer Treatment History". Townsend Letter 2006. Web. 13 May 2012. <http://www.townsendletter.com/FebMar2006/coleystoxin0206.htm>

48. Cancer Research. "Our History." Cancer Research 2009. Web. 14 May 2012. <http://cancerresearch.org/history.html>

49. Rietz, D. "Dangers Of Milk And Dairy Products– The Facts". Rense.com 06 Jul. 2002. Web. 13 May 2012. <http://www.rense.com/general26/milk.htm>

50. Gandhi, M. "Milk & diabetes." Fairfield Life Mail Archive 29 Sept. 2005. Web. 13 May 2012. <http://www.mailarchive.com/fairfieldlife@yahoogroups.com/msg29997.html>

51. Schoffro Cook, M. "Harvard Declares Dairy NOT Part of a Healthy Diet." Care2 08 Jan 2012. Web. 14 May 2012. <http://www.care2.com/greenliving/harvard-declares-dairy-not-part-of-healthy-diet.html>

52. Food for Breast Cancer . "Milk is not recommended for breast cancer". Food for Breast Cancer. Web. 13 May 2012. <http://foodforbreastcancer.com/foods/milk>

53. Plant, Jane. "Cure Breast Cancer by Avoiding All Milk Products". AlkalizeForHealth 24 Jan 2000. Web. 13 May 2012. <http://www.alkalizeforhealth.net/Lnotmilk6.htm>

54. Plimpton, G. "Not Milk". NotMilk.com. Web. 13 May 2012. <http://www.notmilk.com/>

55. Cowen, Robert. "No Milk: D is for Diabetes". AFH 11 Dec. 2000. Web. 13 May 2012. <http://www.alkalizeforhealth.net/Lnotmilk10.htm>

56. Lane, WM, et al. "The Use of Cow's Milk in infancy". Pediatrics 91 (1993). Web. 21 May 2012.
<http://pediatrics.aappublications.org/content/91/2/515.2.abstract>

57. Cohen, R. "Multiple Sclerosis and the Dairy Link." Dairy Truth 2006. Web. 19 May 2012.
<http://www.dairytruth.com/2006/09/>

58. Cohen R. "Say No Way! To Whey!." Dairy Truth 2006. Web. 19 May 2012.
<http://www.dairytruth.com/2006/08/22/say-no-way-to-whey/>

59. "Dairy and Diabetes". Personal Interview 2010
<http://www.youtube.com/watch?v=j8FNaOYAJOM>

60. "Monsanto Cancer Milk." Wilson, S and J, Akre Investigative Documentary Video.
<http://www.youtube.com/watch?v=gVKvzHWuJRU>

61. Gerson.Org. "Foods For The Gerson Diet". Gerson.org. Web. 12 May 2012.
<http://gerson.org/pdfs/Foods_For_The_Gerson_Diet.pdf>

62. Klotter, Jule. "Film Documents Cancer 'Warriors' Survival." FindArticles 2010. Web. 12 May 2012.
<http://findarticles.com/p/articles/mi_7396/is_325-326/ai_n55187949/>

63. Thurnell-Read, J. "What Is The Gerson Therapy?." Healthandgoodness 2012. Web 14 May 2012.
<http://www.healthandgoodness.com/article/gerson-therapy-information.html>

64. Hildenbrand, G., andMora, A. "Overview of immunotherapy treatments". Gar Hildenbrand July 2011. Web. 05 May2012.

<http://garhildenbrand.com/overview.html>

65. Mercola, J. "A Special Interview with Dr. Nicholas Gonzalez by: Dr. Mercola". Mercola.com 23 Apr. 2011. Web. 11 May 2011.
<http://mercola.fileburst.com/PDF/ExpertInterview Transcripts/Interview-Gonzalez-on-Alternative-Cancer-Treatments.pdf>

66. Kuekids Australia. "Theoretical Basis Of The Ketogenic Diet". Kuekids Australia . Web. 12 May 2012.
<http://home.iprimus.com.au/kuekids/keto/kdbook/tbotkd.html>

67. Kossoff, Eric H., et al., *Ketogenic Diets*. 5th ed. New York: demosHEALTH 2011. Print. p. 35 and p 61.

68. Coussens, L, and Z. Werb. "Inflammatory Cells and Cancer". NCBI March 2001. Web. 19 May 2012.
<http://www.ncbi.nlm.nih.gov/pmc/articles/PMC2193419/>

69. Eliaz, Isaac. "Help Your Body Win The Battle Against Autoimmune Disease". Easy Health Options 11 Dec 2011. Web. 03 Jan 2012.
<http://www.easyhealthoptions.com/alternative-medicine/help-your-body-win-the-battle-against-autoimmune-disease/>

70. Lee SK, et al. "Vitamin C suppresses proliferation of the human melanoma cell SK-MEL-2 through the inhibition of cyclooxygenase-2 (COX-2) expression and the modulation of insulin-like growth factor II (IGF-II) production." NCBI JUL 2008. Web. 16 May 2012
<http://www.ncbi.nlm.nih.gov/pubmed/18297687>

71. MedicineNet. "Definition of COX-2". MedicineNet 19 March 2012. Web. 23 May 2012.
<http://www.medterms.com/script/main/art.asp?articlekey=7121>

72. O'Leary KA, et al. "Effect of flavonoids and vitamin E on cyclooxygenase-2 (COX-2) transcription." NCBI 13 JUL 2004. Web. 16 May 2012.
<http://www.ncbi.nlm.nih.gov/pubmed/15225597>

73. Goel, A, et al., "Specific inhibition of cyclooxygenase-2 (COX-2) expression by dietary curcumin in HT-29 human colon cancer cells." NCBI 30 OCT 2001. Web. 16 May 2012.
<http://www.ncbi.nlm.nih.gov/pubmed/11566484>

74. Chen CH, et al. "Suppression of endotoxin-induced proinflammatory responses by citrus pectin through blocking LPS signaling pathways." NCBI OCT 2006. Web. 16 May 2012.
<http://www.ncbi.nlm.nih.gov/pubmed/16930561>

75. Zykova TA, et al. "Resveratrol Directly Targets COX-2 to Inhibit Carcinogenesis". NCBI OCT 2008. Web. 16 May 2012.
   <http://www.ncbi.nlm.nih.gov/pmc/articles/PMC25629 41/>

76. Gibellini, L. Et al. "Interfering with ROS Metabolism in Cancer Cells: The Potential Role of Quercetin". MDPI 14 Jun 2012. Web. 13 May 2012.
   <http://www.mdpi.com/2072-6694/2/2/1288>

77. Velmurugan B, et al. "Dietary feeding of grape seed extract prevents intestinal tumorigenesis in APCmin/+ mice." NCBI Jan. 2010. Web. 16 May 2012.
   < http://www.ncbi.nlm.nih.gov/pubmed/20072658>

78. Harzenberg, LA, et al. "Glutathione deficiency is associated with impaired survival in HIV disease". PNAS 1997. Web. 15 May.
   <http://www.pnas.org/content/94/5/1967.full>

79. English, J, and W. Dean. "Citrus Pectin". Nutrition Review 2011. Web. 22 May 2012.
   <http://www.nutritionreview.org/library/citrus.pectin.php>

80. Perez-Guisado, J., et al. "Spanish Ketogenic Mediterranean diet: a healthy cardiovascular diet for weight loss". Nutrition Journal 2008, 7:30 doi:10.1186/1475- 891-7-30
   <http://www.nutritionj.com/content/7/1/30>

81. Chan, A. " Low Carb, high-fat diet could replace dialysis". MSNBC 20 Apr. 2011. Web. 14 May 2012.
   <http://www.msnbc.msn.com/id/42689095/ns/health/t/l ow-carb-High-fat-diet-could-replace-dialysis/>

82. Fiore, K. "Supplement Averts kidney Stones in Ketogenic Diet". Medpage Today 22 Jul 2009. Web. 16 May 2012.
   <http://www.medpagetoday.com/Nephrology/GeneralN ephrology/15204>

83. Barclay, L. "Oral Potassium Citrate May Help Prevent Kidney Stones in Children on the Ketogenic Diet". Medscape 27 Jul 2009. Web. 16 May 2012.
   <http://www.medscape.com/viewarticle/706503>

84. Wikipedia. "Acetone". Wikipedia 14 May 2012. Web. 16 May 2012.
<http://en.wikipedia.org/wiki/Acetone>

85. Campbell. "How I beat cancer". Green Drinks Diaries Oct 2011. Web. 16 May 2012.
<http://www.greendrinkdiaries.com/how-i-beat-cancer/>

86. Laino, C. "Pregnancy Hormone May Prevent Breast Cancer". FoxNews 20 Apr. 2005. Web. 23 May 2012.
<http://www.foxnews.com/story/0,2933,153964,00.html>

87. Gauthier T, et al. "Respiration of mitochondria isolated from differentiated and undifferentiated HT29 colon cancer cells in the presence of various substrates and ADP generating systems". ScienceDirect 2002. Web. 23 May 2012.
<http://www.sciencedirect.com/science/article/pii/0020711X9090145S>

88. Allan, Christian B., and Wolfgang Lutz. *Life Without Bread*. Los Angeles: Keats Publishing 2000. Print. P. 169.

89. Wigmore, Ann. "Dr. Ann Wigmore's Life Story Raw Living Foods 20 May 2010. Web. 14 May 2012.
<http://rawlivingfoods.typepad.com/1/2010/05/dr-ann-wigmores-life-story.html>

90. Allan, Christian B., and Wolfgang Lutz. *Life Without Bread*. Los Angeles: Keats Publishing 2000. Print. P. 1-3.

91. Virgin Coconut Oil. ""Virgin Coconut Oil "Miracle Cure for Cancer""Virgin Coconut Oil 2010. Web. 26 May 2012.
<http://www.thevirgincoconutoil.com/articleitem.php?articleid=176>

92. Chow, R. "Anti-Cancer Properties of Olives Revealed in Two Recent Studies". NaturalNews 11 Feb. 2009. Web. 26 May 2012.
<http://www.naturalnews.com/025593_cancer_natural_olives.html>

93. The Beautiful Truth". Krocshel, Steve. 2008.
Documentary.
<http://articles.mercola.com/sites/articles/archive/201
1/08/14/beautiful-truth-about-outlawed-cancer-
treatment.aspx?e_cid=20110814_SNL_Art_1>
94. Moser, IA. "Healing Testimony: Terminal Breast
Cancer". Healing Cancer Naturally Nov 2008.
Web. 12 May 2012.
<http://www.healingcancernaturally.com/terminal-
breastcure-wheatgrass.html>
95. Toronto Radio Interview. "Interview with Dr. med.
Ryke Geerd Hamer". Healing Cancer Naturally
13 March 1999. Web. 13 May 2012.
<http://www.healingcancernaturally.com/hamer6.html#i
nterview-with-dr-ryke-geerd-hamer-md>
96. Somers, Suzanne. *KNOCKOUT*. New York: Crown
Publishers 2009. Print.
97. Freeman, John M., et al., *The Ketogenic Diet*. 4th ed.
demosHEALTH 2007. Print. p. 40.
98. Mercola J. "Warning: This Daily Habit is Damaging
Your Bones, Brain, Kidneys, and Thyroid".
Mercola.com Jul. 2010. Web. 27 May 2012
<http://articles.mercola.com/sites/articles/archive/2010/
07/01/paul-connett-interview.aspx>
99. Mercola J. "Tap Water Toxins: Is Your Water Trying
to Kill You?". Mercola.com Feb 2009. Web. 27
May 2012.
<http://articles.mercola.com/sites/articles/archive/2009/
02/05/tap-water-toxins-is-your-water-trying-to-kill-
you.aspx>
100. Curezone. "Fluoride and Aluminum - toxic
combination of fluoroaluminum complex".
Curezone. Web 27 May 2012.
<http://curezone.com/art/read.asp?ID=11&db=12&C0=
12>
101. Forbes WF and DR McLachlan. "Further thoughts on
the aluminum-Alzheimer's disease link." NCBI
Aug. 1996. Web. 27 May 2012.
<http://www.ncbi.nlm.nih.gov/pubmed/8882222>
102. Fluoride Action Network. "HEALTH EFFECTS:
Fluoride & the Brain". Fluoride Action Network
2007. Web. 27 May 2012.
<http://www.fluoridealert.org/health/brain/>

103. The Beautiful Truth". Krocshel, Steve. 2008.
Documentary Movie.
<http://articles.mercola.com/sites/articles/archive/201
1/08/14/beautiful-truth-about-outlawed-cancer-
treatment.aspx?e_cid=20110814_SNL_Art_1>
104. Yiamouyiannis, John. "Fluoride The Silent Killer".
Consumer Health Jan. 1998. Web. 27 May 2012.
<http://www.consumerhealth.org/articles/display.cfm?I
D=19990303222823>
105. Maugh II, T. "Research shows promise in reversing
Type 1 diabetes". LA Times 25 Jun 2011. Web.
12 May 2012.
<http://articles.latimes.com/2011/jun/25/health/la-he-
bcg-diabetes-20110625>
106. BroadviewCare. "Acetone in Children".
BroadviewCare June 2009. Web 22 May 2012.
<http://www.broadviewcare.org/acetona_ninos.php>
107. Wikipedia. "Sickness Behaviour". Wikipedia 12 May
2012. Web. 26 May 2012.
<http://en.wikipedia.org/wiki/Sickness_behavior>
108. Thuo, Joseph. "A New Hypothesis on Spontaneous
Remission of Cancer". Second Opinions 02
Apr. 2010. Web. 04 May 2012.
<http://www.second-opinions.co.uk/thuo-hypothesis-
2.html>.
109. Mercola, J. "A Special Interview with Dr. Nicholas
Gonzalez by: Dr. Mercola". Mercola.com 23
Apr. 2011. Web. 11 May 2011.
<http://mercola.fileburst.com/PDF/ExpertInterviewTran
scripts/Interview-Gonzalez-on-Alternative-Cancer-
Treatments.pdf>
110. Cooper, Thea, and Arthur Ainsberg.
BREAKTHROUGH. New York: St. Martin's
Press 2010. Print.
111. Virgin Coconut Oil. ""Virgin Coconut Oil "Miracle
Cure for Cancer""Virgin Coconut Oil 2010.
Web. 26 May 2012.
<http://www.thevirgincoconutoil.com/articleitem.php?a
rticleid=176>
112. Minton, BL. "New Study Finds Olive Oil Effective
against HER-2 Breast Cancer". NaturalNews 11
Jan. 2009. Web. 26 May 2012.
<http://www.naturalnews.com/025290_oil_olive_fat.ht
ml>

113. "Coconut Oil Ketones Increase Blood Circulation to Brain". Mary Newport. Personal interview <http://alzheimersweekly.com/content/coconut-oil-ketones-increase-blood-circulation-brain>

114. Veech RL, et al. ""A ketone ester diet increases brain malonyl-CoA and Uncoupling proteins 4 and 5 while decreasing food intake in the normal Wistar Rat." NCBI Aug. 2010. Web. 27 May 2012.

115. Coconut Oil Ketones Increase Blood Circulation to Brain". Mary Newport. Personal interview <http://alzheimersweekly.com/content/coconut-oil-ketones-increase-blood-circulation-brain>

116. Kossoff, Eric H., et al., *Ketogenic Diets*. 5th ed. New York: demosHEALTH 2011. Print. P. 281.

REFERENCES GROUPEES PAR SUJET

DIETES, FINES HERBES & SUPPLEMENTS

Freeman, John M., et al., *The Ketogenic Diet*. 4th ed.demosHEALTH 2007. Print.

Kossoff, Eric H., et al., *Ketogenic Diets*. 5th ed. New York: demosHEALTH 2011. Print.

Somers, Suzanne. *KNOCKOUT*. New York: Crown Publishers 2009. Print.

Cooper, Thea, and Arthur Ainsberg. *BREAKTHROUGH*. New York: St. Martin's Press 2010. Print.

Sisson, Mark. *The Primal Blueprint*. Malibu: Primal Nutrition 2009. Print.

Hill, Lewis W., et al., *The Allen (starvation) treatment of diabetes*. 4th ed. Boston: Leonard 1921. Print.

Allan, Christian B., and Wolfgang Lutz. *Life Without Bread*. Los Angeles: Keats Publishing 2000. Print.

Atkins, Robert C. *Dr. Atkin's' Diet Revolution*. York: Bantam Books 1973. Print.

D'Adamo, Peter. "Eat right 4 Your Type." New
    York: Penguin Putnam 1996. Print.

Reuters. "First of its Kind Botanical Formula Shows
    Promise for Incurable Breast Cancer." Reuters.
    01 Aug. 2012. Web. 01 Aug 2012.
<http://www.reuters.com/article/2012/08/01/idUS1160
21+01-Aug-2012+PRN20120801>

CANCER, CETONES & SUCRE

Wikipedia. "Otto Heinrich Warburg". Wikipedia
    10 May 2012. Web. 14 May 2012.
<http://en.wikipedia.org/wiki/Otto_Heinrich_Warburg>

Webb Hill, L, and RS Heckman. "The Allen
    (starvation) treatment of diabetes". Google
    2012. Web. 14 May 2012.
<http://books.google.com/books?id=aYQPAAAAYAA
J&printsec=frontcover&source=gbs_ge_summary_r&c
ad=0#v=onepage&q&f=false>

Thuo, Joseph. "A New Hypothesis on Spontaneous
    Remission of Cancer". Second Opinions 02
    Apr. 2010. Web. 04 May 2012.
 <http://www.second-opinions.co.uk/thuo-hypothesis-
2.html>.

Fine EJ, et al., "Acetoacetate reduces growth and ATP
    concentration in cancer cell lines which over-
    express uncoupling protein 2". The National
    Center for Biotechnology Information 29 May 2009.
    Web. 05 May 2012.
<http://www.ncbi.nlm.nih.gov/pubmed/19480693?ordi
nalpos=1&itool=EntrezSystem2.PEntrez.Pubmed.Pubm
ed_ResultsPanel.Pub>

Unknown. "Acetone in children". WIKI NOTICIA 02
 NOV. 2010. Web. 05 MAY 2012.
<http://en.wikinoticia.com/lifestyle/Maternity/64309-
acetone-in-children>

Ross, Meyrizza. "Acetone, Acetone in Children,
 children, Increased fever, symptom of disease".
 Education, Maternal   and child health Jan 2010.
 Web. 05 May 2012.
<http://mikadokids.com/infant-and-child-
health/acetone-in-children/>

Habeck, Michael. "Acetone". Eco-usa.net May 1994.
 Web. 05 May 2012.
<http://www.ecousa.net/toxics/chemicals/acetone.shtml
>
Sisson, Mark. "A Primal Primer: Leptin". Marks' Daily
 Apple17 Jun. 2011. Web. 06 May 2012.
<http://www.marksdailyapple.com/leptin/#axzz1gjN
RET5K>

Brandt, M. "The Synthesis and Utilization of Ketone
 Bodies". Rose-Hulman Institute 2000. Web
 May 19 2012.
<http://www.rose-
hulman.edu/~brandt/Chem330/Ketone_bodies.pdf>

Unknown. "Definition of Alkalosis". MedicineNet.com
 19 Mar. 2012. Web. 06 May 2012.
<http://www.medterms.com/script/main/art.asp?articlekey
=6852>

Dugdale, David C. "Alkalosis". AARP 15 Nov. 2009.
    Web. 06 May 2012.
<http://healthtools.aarp.org/adamcontent/alkalosis?CMP=
KNC-360I-GOOGLE-
HEA&HBX_PK=alkalosis&utm_source=Google&utm_m
edium=cpc&utm_term=alkalosis&utm_campaign=G_Dise
ases%2Band%2BConditions&360cid=SI_148896666_649
5451981_1>

RMALaboratory. "Food Allergy in the news". Rocky
    Mountain Analytical 2007. Web. 06 May 2012.
<http://www.rmalab.com/index.php?id=18>

Wikipidia. "Adenosine Triphosphate". Wikipidia 28
    Apr. 2012. Web. 06 May 2012.
<http://en.wikipedia.org/wiki/Adenosine_triphosphate

3 SOURCES DE CETONES

Mayo Clinic. "Beta-Hydroxybutyrate, Serum". Mayo
    Medical Laboratories 1995. Web. 06 May 2012.
<http://www.mayomedicallaboratories.com/test-
catalog/print.php?unit_code=9251>

Rattue, Petra. "Breast Cancer Prevention - Part Time
    Low Carb Diet Better Than Standard Full Time
    Diets". Medical News
    Today 10 Dec. 2011. Web. 06 May 2012.
<http://www.medicalnewstoday.com/articles/23899
1.php>

Wang, Xiaobin, Pongracic JA, "Children's Memorial
    Food Allergy Study: Addressing major questions
    about food Allergies in children". Children's
    Memorial Hospital fall/winter 2009. Web. 10
    May 2012.
<https://www.childrensmemorial.org/documents/resear
ch-fd_allergy_study-childsdocfall09.pdf>

MALADIE D'ALZHEIMER, AUTRES MALADIES & CETONES

"Coconut Oil Ketones Increase Blood Circulation to
    Brain". Mary Newport. Personal interview
<http://alzheimersweekly.com/content/coconut-oil-
ketones-increase-blood-circulation-brain>

Dobromylskyj P, "Alzheimers and Ketone". High-Fat-
    Nutrition Dec. 2008. Web. 27 May 2012.
<http://high-fat-
nutrition.blogspot.com/2008/12/alzheimers-and-
ketones.html>

Veech RL. "The therapeutic implications of ketone
    bodies: the effects of ketone bodies in
    pathological conditions: ketosis, ketogenic diet,
    redox states, insulin resistance, and
    mitochondrial metabolism." NCBI March 2004.
    Web 27 May 2012.
<http://www.ncbi.nlm.nih.gov/pubmed/14769489>

Masino SA, et al. "Adenosine, Ketogenic Diet and
    Epilepsy: The Emerging Therapeutic
    Relationship Between Metabolism and Brain
    Activity". NCBI Sept. 2009. Web 27 May 2012.
<http://www.ncbi.nlm.nih.gov/pmc/articles/PMC27690
09/>

RELATION ENTRE CETONES & HORMONES

Alberti KG, et al. "Hormonal regulation of ketone-
    body metabolism in man." NCBI 1978. Web. 19
    May 2012.
<http://www.ncbi.nlm.nih.gov/pubmed/749914>

235

Moller, N, and J. Jorgensen. "Effects of Growth
        Hormone onGlucose, Lipid, and Protein
        Metabolism in Human Subjects". Endocrine
        Reviews April 2009. Web. 19 May 2012.
    <http://edrv.endojournals.org/content/30/2/152.full>

The American Medical Heritage Dictionary
        "Compensated
    Acidosis" The free Dictionary 2007. Web. 12 May
    2012.
    <http://medical-
    dictionary.thefreedictionary.com/compensated+acidosis>

Fife, Bruce. "Conquering Alzheimer's with Coconut
        Ketones". Coconut Research Center 2010. Web.
        12 May 2012.
    <http://www.coconutresearchcenter.org/Conquering%20Alzheimer
    s%20with%20Coconut%20Ketones.htm>

rBGH

"Monsanto Cancer Milk". Wilson, S and Akre J. Investigative
        Documentary Video.
    <http://www.youtube.com/watch?v=gVKvzHWuJRU>

ACS. "Recombinant Bovine Growth Hormone". ACS
        18 Feb. 2011. Web. 27 May 2012.
    <http://www.cancer.org/Cancer/CancerCauses/OtherCa
    rcinogens/AtHome/recombinant-bovine-growth-
    hormone>

JEUNE

The Nazarene Way. "Fasting". MCTV 14 Jan 2012.
        Web 05 May 2012.
    <http://www.mychristiantv.net/health/fasting/81606987
    .html>

Pederson, Dorothy. "FASTING CURED PH.D.'S
    BENIGN JAW TUMOR AFTER
    ONCOLOGIST TOLD HER IT
    EQUIRES SURGERY". Fasting Center
    International. Web 05 May 2012.
< http://www.fasting.com/jawtumor.html>

Hoffard, Sammy. "Fasting-Healed of Ovarian Caner".
    Freedom You. Web. 12 May 2012.
<http://www.freedomyou.com/fasting_book/healed_of_
cancer.htm>

DIETE CETOGENE

Caveman2.0. "Intermittent Fasting Part Two-
    Hormones, tissue repair and your brain".
    Caveman2.0 18 Apr. 2010. Web.05 May 2012.
    <http://caveman2point0.blogspot.com/2010/04/i
    ntermittent-fasting-part-two-hormones.html>

Friebe, Richard. "Can a High-Fat Diet Beat Cancer?"
    Time Health 17 Sept. 2007. Web. 06 May 2012.
<http://www.time.com/time/health/article/0,8599,16624
84,00.html>

Nebeling LC, et al. "Effects of a ketogenic diet on
    tumor metabolism and nutritional status in
    pediatric oncology patients: two case reports."
    Apr;14(2):202-8. Web 12 May 2012.
<http://www.ncbi.nlm.nih.gov/sites/entrez?cmd=Retrie
ve&db=PubMed&list_uids=7790697&dopt=AbstractPl
us&holding=f1000%2Cf1000m%2Cisrctn>

Tisdale, MJ, et al. "Reduction of weight loss and
tumour size in a cachexia model by a high fat
diet." Br J Cancer. 1987 Jul;56(1):39-43. Web
12 May 2012.
<http://www.ncbi.nlm.nih.gov/pubmed/3620317>

Standford U Med Center"Ketogenic Diet Meal
Planner". Stanford University 23 Jan 2006.
Web. 12 May 2012..
<http://www.stanford.edu/group/ketodiet/>

Cox, CL. "Ketogenic Diet and Cancer - Diet as a
Cancer Solution". CancerSolutions.Org. 14
Sept. 2009. Web.12 May 2012.
<http://www.cancersolutions.org/2009/09/ketogenic-
diet-and-cancer-diet-as.html>

Emory University. "Ketogenic Diet Prevents Seizures
ByEnhancing Brain Energy Production,
Increasing Neuron Stability" Emory University
14 Nov 2005. Web. May 12 2012.
<http://www.whsc.emory.edu/press_releases2.cfm?ann
ouncement_id_seq=5179>

Seyfried, Tn, Mukherjee, P. "Targeting energy
metabolism in brain cancer: review and hypothesis".
Nutrition&Metabolism 2005. Web. 12 May 2012.
<http://www.nutritionandmetabolism.com/content/2/1/3
0>

Wikipedia. "Ketonuria". Wikipedia 25 Apr. 2012.
Web. 5 May 2012.
<http://en.wikipedia.org/wiki/Ketonuria>

Parker, Steve. "Recommended Supplements for the
Ketogenic Mediterranean Diet". Diabetic
Mediterranean Diet 01 Nov. 2009. Web. 05 May
2012.
<http://diabeticmediterraneandiet.com/2009/11/01/reco
mmended-supplements-for-the-ketogenic-
mediterranean-diet/>

Ketogenic Diet Resource. "Ketosis: Survival over
Starvation". Ketogenic Diet Resource 2011.
Web. 12 May 2012.
<http://www.ketogenic-diet-resource.com/ketosis.html>

Zuccoli , et al. "Metabolic management of
glioblastoma multiforme using standard therapy
together with restricted
ketogenic diet: Case Report".
Nutrition&Metabolism 22 Apr. 2010. Web. 12
May 2012.
<http://www.nutritionandmetabolism.com/content/7/1/3
3>

AlphaGalileo Foundation. "Oestrogen Reduces
Aggression In Breast Cancer". MNT 15 Feb
2011. Web. 12 May 2012.
<http://www.medicalnewstoday.com/articles/216450.ph
p>

Kuekids Australia. "Theoretical Basis Of The
Ketogenic Diet". Kuekids Australia . Web. 12
May 2012.
<http://home.iprimus.com.au/kuekids/keto/kdbook/
tbotkd.html>

Zhou, W., et al. "The calorically restricted ketogenic
    diet, an effective alternative therapy for
    malignant brain cancer". NCBI 21 Feb 2007.
    Web. 12 May 2012.
<http://www.ncbi.nlm.nih.gov/pmc/articles/PMC18193
81/

CORP CETONIQUES

Wikipedia. "Ketone Bodies". Wikipedia 24 May 2012.
Web. 26 May 2012.
<http://en.wikipedia.org/wiki/Ketone_bodies>

ACETONE & FIEVRE

Wikipedia. "Fever". Wikipedia 25 May 2012. Web. 26
    May 2012.
< http://en.wikipedia.org/wiki/Fever>

Wikipedia. "Sickness Behaviour". Wikipedia 12 May
    2012. Web. 26 May 2012.
<http://en.wikipedia.org/wiki/Sickness_behavior>

GERSON ET LES TOXINES DE COLEY

Gerson.Org. "Foods For The Gerson Diet".
    Gerson.org. Web. 12 May 2012.
<http://gerson.org/pdfs/Foods_For_The_Gerson_Diet.p
df>

Klotter, Jule. "Film Documents Cancer 'Warriors'
     Survival". FindArticles 2010. Web. 12 May
     2012.
<http://findarticles.com/p/articles/mi_7396/is_325-
326/ai_n55187949/>

Thurnell-Read, J. "What Is The Gerson Therapy?".
     Healthandgoodness 2012. Web 14 May 2012.
<http://www.healthandgoodness.com/article/gerson-
therapy-information.html>

ELIMINER LE DIABETE DE TYPE I

Maugh II, T. "Research shows promise in reversing
     Type 1 diabetes". LA Times 25 Jun 2011. Web.
     12 May 2012.
<http://articles.latimes.com/2011/jun/25/health/la-he-
bcg-diabetes-20110625>

PLUS GRANDE CHANCE DE CANCER DU SEIN SI ON A LE DIABETE DE TYPE 2

Schrauder, MJ, et al. "Diabetes and prognosis in a
     breast cancer cohort." NCBI. Jun. 2011. Web.
     20 May 2012.
<http://www.ncbi.nlm.nih.gov/pubmed/21132511>

SUCRE/FRUCTOSE CANCER

Heise Health Clinic. "The Cancer-Sugar Connection".
     Heise Healt Clinic 2011. Web. 12 May 2012.
<http://www.drheise.com/cancersugar.htm>

JP. "The Prostate Cancer Diet". Healthy Fellow 29
        May 2009. Web. 12 May 2012.
<http://www.healthyfellow.com/249/the-prostate-
cancer-diet/>

Bollig-Fischer, A, et al. "Oncogene activation induces
        metabolic transformation resulting in insulin-
        independence in human breast cancer cells".
        NCBI March 2011. Web. 26 May 2012.
<http://www.ncbi.nlm.nih.gov/pubmed/21437235>

NewTreatments.org. "Tumors decrease in size when a
        person stops eating carbohydrates". New
        Treatments 2003. Web. 12 May 2012.
<http://www.newtreatments.org/cancer>

Zhang, X., et al. "Tumor pH and Its Measurement".
        JNM 2010. Web. 12 May 2012.
<http://jnm.snmjournals.org/content/51/8/1167.full>

Mercola J. "Startling NEW Evidence: This Drink
        Causes Your Neurons to Stagnate for 20
        Minutes". Mercola.com Feb. 2011. Web. 27
        May 2012.
<http://articles.mercola.com/sites/articles/archive/2011/
02/28/new-study-confirms-fructose-affects-your-brain-
very-differently-than-glucose.aspx>

Appleton N. "Fructose is No Answer for a
        Sweetener". Mercola.com Jan. 2002. Web. 27
        May 2012.
<http://articles.mercola.com/sites/articles/archive/2002/
01/05/fructose-part-two.aspx>

Wikia. "Type I Diabetes". Wikia. Web. 05 May 2012.
 <http://diabetes.wikia.com/wiki/Type_1_diabetes>

Freeman, JM. "What every pediatrician should know about the ketogenic diet". Curezone.com 21 Nov. 2004. Web. 1 May 2012.
<http://curezone.com/forums/fm.asp?i=56036>

Wheless, JW. "History and Origin of the Ketogenic Diet". Online Library 4 Nov 2008. Web. 13 May 2012.
<http://onlinelibrary.wiley.com/doi/10.1111/j.1528-1167.2008.01821.x/full>

ALIMENTS & SUPPLEMENTS AVEC PROPRIETES ANTI-CANCER
(varech, trèfle rouge, cresson, olives, huile de coco, iode, chlorella, Spiruline, graviola, curcuma, melatonine, chou frisé, coriandre, gingembre, ail, romarin)

A.R.E. "Renee Caisse's Herbal Tea". Edgar Cayce. Web 26 May 2012.
<http://www.edgarcaycehouston.org/Research.htm>

Wikipedia. "Chlorella". Wikipedia 8 May 2012. Web. 26 May 2012.
<http://en.wikipedia.org/wiki/Chlorella>

Adams, M. "Vitamin A produces astonishing leukemia cure rate, even without chemotherapy". NaturalNews 10 Jun. 2004. Web. 26 May 2012.
<http://www.naturalnews.com/001123_cancer_chemotherapy.html>

Baliga, MS and S. Rao. "Radioprotective potential of
        mint: A brief review". Cancer Journal 2012.
        Web. 26 May 2012.
<http://www.cancerjournal.net/article.asp?issn=0973-
1482;year=2010;volume=6;issue=3;spage=255;epage=
262;aulast=Baliga>

HealthDiaries. "20 Health Benefits of Turmeric".
        HealthDiaries Oct 2007. Web 26 May 2012.
<http://www.healthdiaries.com/eatthis/20-health-
benefits-of-turmeric.html>

English, J. and D. Ward. "modified Citrus Pectin
        Inhibition of Cancer Cells growth and
        Metastases". Nutrition Review 2011. Web. 26
        May 2012.
<http://www.nutritionreview.org/library/citrus.pectin.p
hp>

UMMC. "Melatonin". U of Maryland Jan. 2012. Web.
        26 May 2012.
<http://www.umm.edu/altmed/articles/melatonin-
000315.htm>

University of Haifa Israel. "Sleep in a darkened room
        to reduce your chances of cancer". WDDTY 8
        Sept. 2010. Web. 26 May 2012.
<http://www.wddty.com/sleep-in-a-darkened-room-to-
reduce-your-chances-of-cancer.html>

Walker, S. "How Can Adding Lemon Juice to
        Water Make the Water Alkaline?". eHow.
        Web. 26 May 2012.
<http://www.ehow.com/about_5373187_can-water-
make-water-alkaline.html>

Whfoods. "Kale". Whfoods. Web. 26 May 2012.
<http://www.whfoods.com/genpage.php?tname=foodsp
ice&dbid=38>

Williams D. "Cilantro Chelation - That Can Save
        Your Life". NewsMediaExplorer Feb. 2006.
        Web. 26 May 2012.
<http://www.newmediaexplorer.org/chris/2006/02/19/ci
lantro_chelation_that_can_save_your_life.htm>

Bker, L. "Breast cancer breakthrough: watercress turns
        off signal that causes tumors to develop".
        NaturalNews 13 Oct. 2010. Web. 26 May 2012.
<http://www.naturalnews.com/030029_watercress_tum
ors.html>

Kowalska, E, et al. "Increased rates of chromosome
        Breakage in BRCA1 carriers are normalized by oral
        selenium supplementation". NCBI May 2005. Web.
        26 May 2012.
<http://www.ncbi.nlm.nih.gov/pubmed?term=Increased
%20rates%20of%20chromosome%20breakage%20in%
20BRCA1%20carriers%20are%20normalized%20by%
20oral%20selenium%20supplementation.>

Pierce, RM. "Cleanse & Alkalize Naturally with
        Lemon & Aloe Vera". 09 Aug. 2010. Web. 26
        may 2012.
<http://www.naturesfare.com/blog/vitamins/cleanse-
alkalize-naturally-with-lemons-aloe-vera/>

Venturi, S, et al. "Role of iodine in evolution and
        carcinogenesis of thyroid, breast and stomach".
        Ithyroid Jan. 2000. Web. 26 May 2012.
< http://www.ithyroid.com/cancer.htm>

Cancer Cure Foundation"Cancer Fighting
Foods/Spices". CanCure.org. Web. 26 May
2012.
<http://www.cancure.org/cancer_fighting_foods.htm>

Dr COLEY

Wikipedia. "Coley's Toxins". Wikipedia 27 Apr. 2012,
Web. 13 May 2012.
<http://en.wikipedia.org/wiki/Coley_Vaccine>

MBVax. "William Coley". MBVax. Web. 13 May
2012.
<http://www.mbvax.com/william_coley.htm>

MBVax. "Historical Results". MBVax. Web. 13 May
2012.
<http://www.mbvax.com/historical_results.htm>

Martin, W. **"Coley's Toxins: A Cancer Treatment
History"**. Townsend Letter 2006. Web. 13 May
2012.
<http://www.townsendletter.com/FebMar2006/coleysto
xin0206.htm>

Cancer Research. "Our History". Cancer Research
2009. Web. 14 May 2012.
<http://cancerresearch.org/history.html>

Moss, RW. "Microbially induced fever and
spontaneous cancer remissions ("Coley's
toxins")". Healing cancer naturally
Sept. 2002. Web. 20 march 2012.
<http://healingcancernaturally.com/nature_heals2.html#
Coley's_toxins>

Thuo, Joseph. "A New Hypothesis on Spontaneous
        Remission of Cancer". Damar Institute
        unknown date. Web. 15 March 2012.
<http://damarinstitute.ca/cancerremission.html>

Narkia Natti. "Coley'sToxins / Issel's Fever Therapy".
        Cancer Guide. 19 Apr. 1996. Web. 15 March
        2012.
<http://cancerguide.org/coley.html>

MD Anderson Cancer Center. "Coley Toxins Detailed
        Scientific Review". University Of Texas MD
        Anderson Cancer Center . Web. 15 March 2012.
<http://www.mdanderson.org/education-and-
research/resources-for-professionals/clinical-tools-and-
resources/cimer/therapies/nonplant-biologic-organic-
pharmacologic-therapies/coley-toxins-scientific.html>

Hildenbrand, G., and Mora, A. "Overview of
        Immunotherapy treatments". Gar Hildenbrand
        July 2011. Web. 05 May 2012.
<http://garhildenbrand.com/overview.html>

Shapiro, Rick. "Coley's Toxines". Late Stage Cancer
        2009. Web. 12 May 2012.
 <http://www.latestagecancer.com/2010/04/coleys-
toxins-vaccine-.html>

PRODUITS LAITIERS

"Dairy and Diabetes". Personal Interview 2010
<http://www.youtube.com/watch?v=j8FNaOYAJOM>

"Monsanto Cancer Milk". Wilson, S and Akre J.
        Investigative Documentary Video.
<http://www.youtube.com/watch?v=gVKvzHWuJRU>

Wallace, J. "Dairy Products And Cancer." Personal
        Interview 2010.
<http://www.youtube.com/watch?v=14ZD-
liw1kQ&lr=1&uid=taVYDVr3RGwxKNdm8nII9g>

Wilson, L. "Epilepsy and Seizures". DrWilson.com
        Apr 2011.Web. 13 May 2012.
<http://www.drlwilson.com/articles/epilepsy.htm>

Lane, WM, et al. "The Use of Cow's Milk in Infancy".
        Pediatrics 1993. Web. 21 May 2012.
<http://pediatrics.aappublications.org/content/91/2/515.2.abs
tract>

Cohen R. "Say No Way! To Whey!". Dairy Truth 2006. Web. 19
        May 2012.
<http://www.dairytruth.com/2006/08/22/say-no-way-to-whey/>

Rietz, D. "Dangers Of Milk And Dairy Products - The
        Facts". Rense.com 06 Jul. 2002. Web. 13 May
        2012.
<http://www.rense.com/general26/milk.htm>

Gandhi, M. "Milk & diabetes". The Mail Archive 29
        Sept. 2005. Web. 13 May 2012.
<http://www.mail-
archive.com/fairfieldlife@yahoogroups.com/msg29997.
html>

Schoffro Cook, M. "Harvard Declares Dairy NOT Part
        of a Healthy Diet". Care2 08 Jan 2012. Web. 14
        May 2012.
<http://www.care2.com/greenliving/harvard-declares-
dairy-not-part-of-healthy-diet.html>

Food for Breast Cancer . "Milk is not recommended for breast cancer". Food for Breast Cancer. Web. 13 May 2012.
<http://foodforbreastcancer.com/foods/milk>

Plant, Jane. "Cure Breast Cancer by Avoiding All Milk Products". AlkalizeForHealth 24 Jan 2000. Web. 13 May 2012.
<http://www.alkalizeforhealth.net/Lnotmilk6.htm>

Ireland, C. "Hormones in Milk Can be Dangerous". Harvard U 2006. Web. 26 May 2012.
<http://news.harvard.edu/gazette/2006/12.07/11-dairy.html>

Plimpton, G. "Not Milk". NotMilk.com. Web. 13 May 2012.
<http://www.notmilk.com/>

Cowen, Robert. "No Milk: D is for Diabetes". AFH 11 Dec. 2000. Web. 13 May 2012.
<http://www.alkalizeforhealth.net/Lnotmilk10.htm>

Cohen R. "52 Good reasons to abandon Milk and Dairy". NotMilk. Web. 18 May 2012.
<http://www.notmilk.com/52reasons.pdf>

PennState. "Virus kills breast cancer cells in laboratory". PennState 22 Sept. 2011. Web 13 May 2012.
<http://live.psu.edu/story/55260>

DR. ANN WIGMORE

Wigmore, Ann. "Dr. Ann Wigmore's Life Story". Raw
    Living Foods 20 May 2010. Web. 14 May
    2012.
<http://rawlivingfoods.typepad.com/1/2010/05/dr-ann-
wigmores-life-story.html>

HUILES, OGM (CANOLA, SOJA, MAIS, COTTON), MSG/Glutamate monosodique, MERCURE, FLUORURE, CHLORE, EAU, ALIMENTS TRANSFORMES

Yiamouyiannis, John. "Fluoride The Silent Killer".
    ConsumerHealth Jan. 1998. Web. 27 May 2012.
<http://www.consumerhealth.org/articles/display.cfm?I
D=19990303222823>

Mercola J. "Warning: This Daily Habit is Bones,
    Brain, Kidneys, and Thyroid". Mercola.com
    Jul. 2010. Web. 27 May 2012
<http://articles.mercola.com/sites/articles/archive/2010/
07/01/paul-connett-interview.aspx>

Mercola J. "Tap Water Toxins: Is Your Water Trying
    to Kill You?". Mercola.com Feb 2009. Web. 27
    May 2012.
<http://articles.mercola.com/sites/articles/archive/2009/
02/05/tap-water-toxins-is-your-water-trying-to-kill-
you.aspx>

Kunin RA."ABC's of Fluoridation". Drink Your
    Vitamins 2010. Web. 27 May 2012.
<http://www.drinkyourvitamins.com/abcs-of-
fluoridation.html>

Curezone. "Fluoride and Aluminum - toxic combination of fluoroaluminum complex". Curezone. Web 27 May 2012. <http://curezone.com/art/read.asp?ID=11&db=12&C0=12>

Forbes WF and DR McLachlan. "Further thoughts on the aluminum-Alzheimer's disease link." NCBI Aug. 1996. Web. 27 May 2012. <http://www.ncbi.nlm.nih.gov/pubmed/8882222>

Fluoride Action Network. "HEALTH EFFECTS: Fluoride & the Brain". Fluoride Action Network 2007. Web. 27 May 2012. <http://www.fluoridealert.org/health/brain/>

Minton, BL. "New Study Finds Olive Oil Effective against HER-2 Breast Cancer". NaturalNews 11 Jan. 2009. Web. 26 May 2012. <http://www.naturalnews.com/025290_oil_olive_fat.html>

Speern, A. "The real truth about Egg Beaters". Healthier Talk 21 May 2011. Web 12 May 2012. <http://www.healthiertalk.com/real-truth-about-egg-beaters-3963>

UMMC. "Omega-6 fatty acids". UMMC 2011. Web. 14 May 2012. <http://www.umm.edu/altmed/articles/omega-6-000317.htm>

Tjandrawinata, R, Et al. "Omega-6 fatty acids make prostate cancer cells grow". PSA Rising 1 Aug. 2005. Web. 14 May 2014. < http://www.psa-rising.com/med/nutrichemo/omega605.html>

Main, E. "ConAgra Sued for Calling GMO Canola
      'Natural'". Rodale 26 Aug. 2011. Web. 14 May
      2012.
<http://www.rodale.com/conagra-gmo-lawsuit>

Peskin, Brian. "Fish oil." Personal interview. Audio
      2012.
<http://www.brianpeskin.com/>

VIDEO/DOCUMENTAIRES

TheTruthGirls. Personal interview. 25 Jul. 2010.
<http://www.youtube.com/watch?v=-w9-zYXSMw0>

"The Beautiful Truth". Krocshel, Steve. 2008.
      Documentary Movie.
<http://articles.mercola.com/sites/articles/archive/20
11/08/14/beautiful-truth-about-outlawed-cancer-
treatment.aspx?e_cid=20110814_SNL_Art_1>

REFLUX ACIDE & ALLERGIES ALIMENTAIRES

Davenport, T. "Can a food allergy cause acid reflux?".
      HealthCentral 20 Jun. 2007. Web. 14 May 2012.
<http://www.healthcentral.com/acid-
reflux/c/39/10589/food-acid-reflux?ic=506048>

pH
Rofstad, E, et al. "Acidic extracellular pH promotes
      Experimental metastasis of human melanoma
      cells in athymic nude mice." NCBI 2006. Web.
      19 May 2012.
<http://www.ncbi.nlm.nih.gov/pubmed/16818644

Balance PH Diet. "Symptoms of Acidosis". Balance PH
    Diet 2007. Web. 14 May 2012.
<http://www.balance-ph-
diet.com/acidosis_symptom.html>

Young, RO. "pH BALANCE: What are the
    Symptoms of Acidosis?". Alkaline Water
    Facts 2008. Web. 14 May 2012.
<http://alkaline-water-
facts.com/acidosis_symptoms.html>

Frontier.com. "Acidosis". Weight Loss, Health & pH
    Alkaline Levels 2011. Web. 14 May 2012.
<http://myplace.frontier.com/~felipe2/id9.html>

Puristat. "Why Is a Healthy Pancreas So Vital?".
    Puristat 2008. Web. 14 May 2012.
<http://www.puristat.com/pancreas/pancreatitis.aspx>

GAD & GABA

BBC News. "Health Diabetes Vaccine Hope". BBC
    News 14 May 1999. Web . 13 May 2012 .
<http://news.bbc.co.uk/2/hi/health/344105.stm>

Erecinska, M, et al. "Regulation of GABA level in rat brain
    synaptosomes: fluxes through enzymes of the GABA
    shunt and effects of glutamate, calcium, and ketone
    bodies." NCBI 6 Dec 1996. Web 14 May 2012.
<http://www.ncbi.nlm.nih.gov/pubmed/8931464>

Seykans, J. "What is Glutamic Acid Decarboxylase?".
    LiveStrong 14 Jun 2011. Web. 13 May 2012.
<http://www.livestrong.com/article/304958-what-is-
glutamic-acid-decarboxylase/>

DNC News. "GABA: Gamma-Amino Butyric Acid".
Denver Naturopathic Clinic. Web. 13 May
2012.
<http://www.denvernaturopathic.com/news/GABA.ht
ml>

Various. "gamma-Aminobutyric Acid : biosynthesis".
BioInfoBank Library 2012. Web. 13 May 2012.
<http://lib.bioinfo.pl/meid:53696>

NewRx.com. "GAD 67KD antisense leaves colon
cancer cells susceptible to cancer therapy."
HighBeam 6 Dec 2004. Web. 14 May 2012.
<http://www.highbeam.com/doc/1G1-125727457.html>

Sheldon, AC. "What is The Food Source of Glutamic
Acid?". LiveStrong 27 Jan. 2010. Web. 13 May
2012.
<http://www.livestrong.com/article/52055-source-
glutamic-acid/>

Seykans, J. "glutamic Acid Decarboxylase". LiveStrong
14 June 2011. Web. 20 May 2012.
<http://www.livestrong.com/article/304958-what-is-
glutamic-acid-decarboxylase/>

Douleur Neuropathique

Frazin, N. "Gene Therapy Relieves Neuropathic Pain
in Rats". NINDS 31 Jan 2007. Web. 14 May
2012.
<http://www.ninds.nih.gov/news_and_events/news_arti
cles/news_article_pain_gene_therapy.htm>

Mercola, J. "A Special Interview with Dr. Nicholas
    Gonzalez by: Dr. Mercola". Mercola.com 23
    Apr. 2011. Web. 11 May 2011.
<http://mercola.fileburst.com/PDF/ExpertInterviewTra
nscripts/Interview-Gonzalez-on-Alternative-Cancer-
Treatments.pdf>

CANCER DONNE DES DOULEURS (Lors de la guérison)

Moser, IA. "Healing Testimony: Terminal Breast
    Cancer". Healing Cancer Naturally Nov 2008.
    Web. 12 May 2012.
<http://www.healingcancernaturally.com/terminal-
breastcure-wheatgrass.html>

Toronto Radio Interview. "Interview with Dr. med.
    Ryke Geerd Hamer". Healing Cancer Naturally
    13 March 1999. Web. 13 May 2012.
<http://www.healingcancernaturally.com/hamer6.htm
l#interview-with-dr-ryke-geerd-hamer-md>

GLUTATHION, Curcuma, NAC, EGCG, SAM-e
Parkinson, VIH, SCI, hormones, Alzheimer, Anti-
cancer & Inhibiteurs du VIH:

JHU. "Reduction of MnO2(birnessitc) by Malonic
    Acid, Acetoacetic Acid, Acetylacetone, And
    Structurally-Related Compounds". JHU . Wed.
    20 May 2012
<https://jscholarship.library.jhu.edu/bitstream/handle/1
774.2/858/Chapter%204%5b1%5d.%20Malonate.pdf?s
equence=6>

Wikipidia. "Glutathione". Wikipidia 10 May 2012.
        Web. 23 May 2012.
<http://en.wikipedia.org/wiki/Glutathione>

Jagatha, B, et al. "Curcumin treatment alleviates the
        effects of glutathione depletion in vitro and in
        vivo: therapeutic implications for Parkinson's
        disease explained via in silico studies." NCBI 1
        March 2008. Web. 14 May 2012.
<http://www.ncbi.nlm.nih.gov/pubmed/18166164>

Santangelo, F. "Intracellular Thiol Concentration
        Modulating Inflammatory Response: Influence
        on the Regulation of Cell Functions Through
        Cysteine Prodrug Approach". Current Medicinal
        Chemistry, Volume 10, Number 23, December
        2003 , pp. 2599-2610(12). Web. 12 May 2012.
<http://www.ingentaconnect.com/content/ben/cmc/2
003/00000010/00000023/art00012>

Kumaran, VS., et al. "Repletion of antioxidant status by
        EGCGand retardation of oxidative damage
        induced macromolecular anomalies in aged
        rats". ScienceDirect 07 Nov 2007. Web 12 May
        2012.
<http://www.sciencedirect.com/science/article/pii/S0
531556507002495>

Dietz, R. "Glutathione Therapy and Parkinson's
        Disease". Ezine Articles 05 Aug. 2008. Web.
        14 May 2012.
<http://ezinearticles.com/?Glutathione-Therapy-and-
Parkinsons-Disease&id=1385731>

Yue, P. Et al. "Depletion of intracellular glutathione contributes to JNK-mediated death receptor 5 upregulation and apoptosis induction by the novel synthetic triterpenoid methyl-2-cyano-3,12-dioxooleana-1, 9-dien-28-oate (CDDO-me)". RefDoc 2006. Web. 14 May 2012. <http://cat.inist.fr/?aModele=afficheN&cpsidt=18008398>

Harzenberg, LA, et al. "Glutathione deficiency is associated with impaired survival in HIV disease". PNAS 1997. Web. 15 May 2012. <http://www.pnas.org/content/94/5/1967.full>

Evans, K. "Coconut Oil is The Anti Viral of Nature."Natural News 15 Jul. 2009. Web. 24 June 2012. <http://www.naturalnews.com/026624_coconut_oil_fatty_acids_cleansing.html>

Li, Q, et al. "Glycerol monolaurate prevents mucosal SIV transmission." NCBI April 2009. Web. 24 June 2012. <http://www.ncbi.nlm.nih.gov/pubmed/19262509>

CconutOil.com. "HIV-AIDS." CoconutOil.Com Web. 24 June 2012. <http://coconutoil.com/hiv/>

James, SJ, et al. "Thimerosal Neurotoxicity is Associated with Glutathione Depletion: Protection with Glutathione Precursors". ScienceDirect 29 Sept. 2004. Web. 11 May 2012 <http://www.sciencedirect.com/science/article/pii/S0161813X04001147>

Uretsky, S. "Glutathione". Healthline 2005. Web. 13
May 2012.
<http://www.healthline.com/galecontent/glutathione>

Staffas, L., et al. "Growth hormone- and testosterone-
dependent regulation of glutathione transferase
subunit A5 in rat liver." NCBI 15 Jun. 1998.
Web. May 13, 2012.
<http://www.ncbi.nlm.nih.gov/pmc/articles/PMC1219
538/>

**GLUTATHION VIDEOS "Critical roles that the
glutathione molecule performs in every cell in the
body (particularly cellular redox homeostasis having
to do with maintaining body PH to normal & carrying
oxygen to cells)":**

Nagasawa, H. Personal interview. 26 Dec 2009.
<http://www.youtube.com/watch?v=fYQibc32CfM>

Hyman, Mark. Personal interview. 18 Jul 2008.
<http://www.youtube.com/watch?v=Eh2PYQBICWs>

Amazin-Glutathione. "What Foods have
Glutathione?" Amazing Glutathione 2009. Web.
22 May 2012.
<http://www.amazing-glutathione.com/what-foods-
have-glutathione.html>

IMMUNOTHERAPIE ("treatment of disease by inducing, enhancing, or suppressing an immune response")

Wikipedia. "Immunotherapy." Wikipedia 21June 2012. Web. 24 June 2012. <http://en.wikipedia.org/wiki/Immunotherapy>

INFLAMMATION

Coussens, L, and Z. Werb. "Inflammatory Cells and Cancer". NCBI March 2001. Web. 19 May 2012. <http://www.ncbi.nlm.nih.gov/pmc/articles/PMC2193419/>

Eliaz, Isaac. "Help Your Body Win The Battle Against Autoimmune Disease". Easy Health Options 11 Dec 2011. Web. 03 Jan 2012. <http://www.easyhealthoptions.com/alternative-medicine/help-your-body-win-the-battle-against-autoimmune-disease/>

REINS

Chan, A. " Low Carb, high-fat diet could replace dialysis". MSNBC 20 Apr. 2011. Web. 14 May 2012. <http://www.msnbc.msn.com/id/42689095/ns/health/t/low-carb-high-fat-diet-could-replace-dialysis/>

Fiore, K. "Supplement Averts kidney Stones in Ketogenic Diet". Medpage Today 22 Jul 2009. Web. 16 May 2012. <http://www.medpagetoday.com/Nephrology/GeneralNephrology/15204>

Barclay, L. "Oral Potassium Citrate May Help Prevent Kidney Stones in Children on the Ketogenic Diet". Medscape 27 Jul 2009. Web. 16 May 2012.
<http://www.medscape.com/viewarticle/706503>

VITAMINES: synthétiques et Naturelles

Nechuta, S., et al. "Vitamin Supplement Use During Breast Cancer Treatment and Survival: A Prospective Cohort Study". NCBI 20 Feb 2011. Web. 13 May 2012.
<http://www.ncbi.nlm.nih.gov/pubmed/21177425>

Chong DH. "Real or Synthetic: The Truth Behind Whole-Food Supplements". Mercola.com 19 Jan. 2005. Web. 26 May 2012.
<http://articles.mercola.com/sites/articles/archive/2005/01/19/whole-food-supplements.aspx>

Mercola J. "Experts Warn: This Popular Vitamin can Trigger Cancer". Mercola.com. 18 Nov. 2011. Web. 26 May 2012.
<http://articles.mercola.com/sites/articles/archive/2011/11/18/dangers-of-vitamins.aspx>

MCP (Pectine d'Agrume Modifiée), lectines et Galectine-3

VIDEO

Eliaz, I. Personal interview. 15 Sept. 2011.
<http://www.ihealthtube.com/aspx/viewvideo.aspx?v=4e94819a3afdfcfd>

Honjo, Y. et al. "Expression of Cytoplasmic
  Galectin-3 as a Prognostic Marker in Tongue
  Carcinoma" Clinical Cancer Research Sep
  2000. Web. 14 May 2012.
<http://clincancerres.aacrjournals.org/content/6/12/4635.
full>

Medical Dictionary. "Galectin 3". Medical Dictionary
  2012. Web. 14 May 2012.
<http://www.medicaldictionaryweb.com/Galectin+3-
definition/>

Bartolazzi, A, et al. "Thyroid Cancer Imaging *In Vivo*
  By Targeting the Anti-Apoptotic Molecule
  Galectin-3". NCBI 2008. Web. 14 May 2012.
<http://www.ncbi.nlm.nih.gov/pmc/articles/PMC2582451/
>

Velmurugan B, et al. "Dietary feeding of grape seed
  extract revents intestinal tumorigenesis in
  APCmin/+ mice." NCBI Jan. 2010. Web. 16
  May 2012.
< http://www.ncbi.nlm.nih.gov/pubmed/20072658>

English, J, and W. Dean. "Modified Citrus Pectin
  Inhibition of Cancer Cell Growth and
  Metastases". Nutrition
  Review 2011. Web. 22 May 2012.
<http://www.nutritionreview.org/library/citrus.pectin.php
>

Hirabayashi, J. "Galectin: Definition and History".
  GlycoForum 15 Dec. 1997. Web. 22 May 2012.
<http://www.glycoforum.gr.jp/science/word/lectin/LEA
01E.html>

261

Klotter, J. "Modified Citrus Pectin- Shorts". Towsend
     Letter 2004. Web. 23 May 2012.
<http://findarticles.com/p/articles/mi_m0ISW/is_247-
248/ai_113806990/>

MCP & AUTRES DETOX

Eliaz, I. "Guidelines for a Successful Spring Cleanse".
     Dr. Eliaz 2011. Web. 23 May 2012.
< http://www.dreliaz.org/blog/guidelines-for-a-
successful-spring-cleanse>

Fuchs, NK. "The Amazing Health Benefits of
     Modified Citrus Pectin". New Living Magazine
     2003. Web 19 May 2012.
<http://www.newliving.com/issues/oct_2003/articles/m
odified%20citrus%20pectin.html >

**Inhibiteurs de COX-2: QUERCETINE, MCP,
RESVERATROLE, Vitamine C, Curcuma, melatonine**

MedicineNet. "Definition of COX-2". MedicineNet 19
     March2012. Web. 23 May 2012.
<http://www.medterms.com/script/main/art.asp?articlek
ey=7121>

Deng, WG, et al. "Melatonin suppresses macrophage
     cyclooxygenase-2 and inducible nitric oxide
     synthase expression by inhibiting p52
     acetylation and binding". Blood Journal Apr.
     2006. Web. 27 May 2012.
<http://bloodjournal.hematologylibrary.org/content/108
/2/518.full>

O'Leary KA, et al. "Effect of flavonoids and vitamin E on cyclooxygenase-2 (COX-2) transcription." NCBI 13 JUL 2004. Web. 16 May 2012.
<http://www.ncbi.nlm.nih.gov/pubmed/15225597>

Goel, A, et al."Specific inhibition of cyclooxygenase-2 (COX-2) expression by dietary curcumin in HT-29 human colon cancer cells." NCBI 30 OCT 2001. Web. 16 May 2012.
<http://www.ncbi.nlm.nih.gov/pubmed/11566484>

Chen CH, et al. "Suppression of endotoxin-induced proinflammatory esponses by citrus pectin through blocking LPS signaling pathways." NCBI OCT 2006. Web. 16 May 2012.
<http://www.ncbi.nlm.nih.gov/pubmed/16930561>

Zykova TA, et al. "Resveratrol Directly Targets COX-2 to Inhibit Carcinogenesis". NCBI OCT 2008. Web. 16 May 2012.
<http://www.ncbi.nlm.nih.gov/pmc/articles/PMC2562941/>

Lee SK, et al. "Vitamin C suppresses proliferation of the human melanoma cell SK-MEL-2 through the inhibition of cyclooxygenase-2 (COX-2) expression and the modulation of insulin-like growth factor II (IGF-II) production." NCBI JUL 2008. Web. 16 May 2012
<http://www.ncbi.nlm.nih.gov/pubmed/18297687>

Gibellini, L. Et al. "Interfering with ROS Metabolism in Cancer Cells: The Potential Role of Quercetin". MDPI 14 Jun 2012. Web. 13 May 2012.
<http://www.mdpi.com/2072-6694/2/2/1288>

Velmurugan B, et al. "Dietary feeding of grape seed
　　　extract prevents intestinal tumorigenesis in
　　　APCmin/+ mice." NCBI Jan. 2010. Web. 16
　　　May 2012.
< http://www.ncbi.nlm.nih.gov/pubmed/20072658>

METAUX

Mannello, F, et al. "Analysis of aluminium content and iron
　　　homeostasis in nipple aspirate fluids from healthy
　　　women and breast cancer-affected patients." NCBI
　　　Apr. 2011. Web. 26 May 2012.
<http://www.ncbi.nlm.nih.gov/pubmed/21337589>

GROSSESSE & ACETONE

Wikipedia. "Acetone". Wikipedia 14 May 2012. Web.
　　　16 May 2012.
<http://en.wikipedia.org/wiki/Acetone>

Campbell. "How I beat cancer". Green Drinks Diaries
　　　Oct 2011. Web. 16 May 2012.
<http://www.greendrinkdiaries.com/how-i-beat-
cancer/>

Laino, C. "Pregnancy Hormone May Prevent Breast
　　　Cancer". FoxNews 20 Apr. 2005. Web. 23 May
　　　2012.
<http://www.foxnews.com/story/0,2933,153964,00.htm
l>

ANGIOGENESE-ENLEVER LE TUMEUR PRIMAIRE PAR OPERATION DONNE LA CAPACITE AUX METASTASES DE DEVENIR DES TUMEURS PRIMAIRES (CA GROSSIT QUAND ON ENLEVE)

Brunetti ,J. Personal interview. 27 Apr. 2009. <http://www.myspace.com/video/vid/56502258#pm_c mp=vid_OEV_P_P>

ENLEVER LES OGM & HUILES HYDROGENEES DONNE UN SYSTEME CARDIO VASCULAIRE EN SANTE

Perez-Guisado, J., et al. "Spanish Ketogenic
    Mediterranean diet: a healthy cardiovascular
    diet for weight loss"._Nutrition Journal 2008,
    7:30 doi:10.1186/1475-2891-7-30
<http://www.nutritionj.com/content/7/1/30>

Sicar, S, and U. Kansra. "Choice of cooking oils—
    myths and realities". NCBI Oct. 1998. Web. 26
    May 2012.
<http://www.ncbi.nlm.nih.gov/pubmed/10063298>

"The Beautiful Truth". Krocshel, Steve. 2008.
    Documentary Movie.
<http://articles.mercola.com/sites/articles/archive/20
11/08/14/beautiful-truth-about-outlawed-cancer-
treatment.aspx?e_cid=20110814_SNL_Art_1>

ZINC (les amandes sont source de zinc)

Nardinocchi, L, et al. "Zinc Downregulates HIG-I and Inhibits its Activity in Tumor Celss in Vitro and In Vivo." NCBI. Dec. 2010. Web. 20 May 2012. <http://www.ncbi.nlm.nih.gov/pmc/articles/PMC3001454/>

Craddock, TJA, et al. "The Zinc Dyshomeostasis Hypothesis of Alzheimer's Disease." NCBI. 23 March 2012. Web. 21 June 2012. <http://www.ncbi.nlm.nih.gov/pmc/articles/PMC3311647/?tool=pmcentrez>

ENZYMES (Digestives et systémiques)

Wong, W, "The difference Between Systemic and Digestive Enzymes." SytemicEnzimes.Net. 2008. Web. 30 June 2012. <http://systemicenzymes.net/articles/systemic_vs_digestive.html>

Eliaz, Isaac. "Digestive Health." Dr.Eliaz.org. 2011. Web. 30 June 2012. <http://www.dreliaz.org/wellness-guide/digestive-health>

Return2Health. "The Difference Between Systemic and Digestive Enzymes." Return2Health. 2009. Web. 30 June 2012. <http://www.return2health.net/articles/enzyme-articles/systemic-digestive-enzymes/>

BLE/GLUTEN

Allan, Christian B., and Wolfgang Lutz. *Life Without Bread*. Los Angeles: Keats Publishing 2000. Print.
Davis, W. *Belly Fat. Rodale Inc. 2011. Print*

JOURNAUX

Reimann, SP. "The acid-Base Regulatory Mechanism in Anesthesia" The American journal of surgery 33 (1919): 86. Web 12 May 2012 <http://books.google.com/books?id=AukAAAAAYAAJ&pg=RA1-PA86&dq=ketone+increase+alkali&hl=en&ei=J_a-TvCBAYb20gHM7fiyBA&sa=X&oi=book_result&ct=result&resnum=2&ved=0CDMQ6AEwAQ#v=onepage&q=ketone%20increase%20alkali&f=false>

L'EAU ALACALINE PAR DISSOLUTION DE BICARBONATE DE SOUDE ARRETE LA CROISSANCE DU CANCER

MOFFITT.OrG. "Tumor Cells Engineer Acidity to Drive Cell Invasion, Moffitt Cancer Center Researchers Say" Moffitt Cancer Center Jan. 2013. Web. 20 March, 2015.
<http://moffitt.org/home/moffitt-in-the-news/press-releases/2013/gatenby-gillies-tumor-acidity-study>

L'EAU ALACALINE, LE PANCREAS TONIC, ELIMINER LES ALLERGENES & Le MELON AMER AIDENT A FAIRE BAISSER LA GLYCEMIE

Jin D, Ryu SH et al "Anti-diabetic effect of alkaline-reduced water on OLETF rats" NCBI JAN 2006. Web. 20 March 2015.
<http://www.ncbi.nlm.nih.gov/pubmed/16428818>

Hsia SH et al. "Effect of Pancreas Tonic (an ayurvedic herbal supplement) in type 2 diabetes mellitus."NCBI Sept 2004. Web. 20 March 2015.
<http://www.ncbi.nlm.nih.gov/pubmed/15334379>

Kaur, M et al. "Bitter melon juice activates cellular energy sensor AMP-activated protein kinase causing apoptotic death of human pancreatic carcinoma cell" NCBI July 2013. Web. 20 March 2015.
<http://www.ncbi.nlm.nih.gov/pubmed/23475945>

Bakhru, K "Allergy Effects on The Pancreas and Small Intestine" ezine articles Nov 25, 2007. Web. 20 March 2015.
<http://ezinearticles.com/?Allergy-Effects-on-The-Pancreas-and-Small-Intestine&id=850253>

"Clinical ecologists have discovered that production of insulin by the pancreas is directly related, not only to the intake of carbohydrates, but also to the ingestion of all types of food. They have also noticed that insulin production is altered by allergenic foods. Accordingly, this abnormal insulin reaction can be used to identify the offending allergen, by giving a person a standard dose of the suspected food, or chemical, and observing his blood sugar level after a measured time."

LE BOSWELLIA AGIT COMME LES STEROIDES COMME ANTI-INFLAMMATOIRE ET SANS AUGMENTER LA GLYCEMIE

Kirste, S et al. "Boswellia serrata acts on cerebral
  edema in patients irradiated for brain tumors: a
  prospective, randomized, placebo-controlled,
  double-blind pilot trial." NCBI Aug 2011. Web.
  20 March 2015.
<http://www.ncbi.nlm.nih.gov/pubmed/21287538>

LE NIVEAU D'HISTAMINE PLUS BAS AU CERVEAU EST ASSOCIE A LA MALADIE D'ALZHEIMER ET AUX CRISES D'EPILEPSIE. LE NIVEAU PLUS ELEVE EST ASSOCIE A LA MALADIE DE PARKINSON ET A LA SCHIZOPHRENIE

Nuutinen, S. et al. "Histamine in neurotransmission and
  brain diseases." NCBI 2011. Web 20 March
  2015.
<http://www.ncbi.nlm.nih.gov/pubmed/21713693>

L'ACETOACETATE EST UN INHIBITEUR METABOLIQUE DE LA CROISSANCE DU CANCER

Fine, E. et al. "Acetoacetate is a metabolic inhibitor of
  cancer growth." The FASEB Journal April
  2015. Web. 23 March 2015.
<http://www.fasebj.org/content/29/1_Supplement/725.22.a
bstract?sid=3300a1e5-62f2-4ef1-bbb3-62b2635bb54b>

VINAIGRE DE CIDRE DE POMMES BIO AVEC LA MERE POUR DIMINUER LE TAUX DE GLYCEMIE ET POUR AUGMENTER L'ACETONE DANS L'URINE

Ostman, E et al. "Vinegar supplementation lowers glucose and insulin responses and increases satiety after bread meal in healthy subjects." NCBI Sept 2005. Web. 20 March 2015.
<http://www.ncbi.nlm.nih.gov/pubmed/16015276>

MacKay, M et al. "Ketogenic activity of acetic acid." Scripps metabolic clinic Feb. 9 1940. Web 20 March 2015.
<http://www.jbc.org/content/135/1/157.full.pdf>

INHIBITEURS DE mTOR ET GLUTAMINE

Li, C et al. "Green tea polyphenols control dysregulated glutamate dehydrogenase in transgenic mice by hijacking the ADP activation site." NCBI Sept 30, 2011. Web 20 March 2015.
<http://www.ncbi.nlm.nih.gov/pubmed/21813650>

McDaniel, S. et al. "The ketogenic diet inhibits the mammalian target of rapamycin (mTOR) pathway." NCBI March 3 2012. Web 20 March 2015.
<http://www.ncbi.nlm.nih.gov/pmc/articles/PMC3076631/>

INDEX

271